DISSERTATION

SUR

L'EMMÉNOLOGIE

ET SUR

LES MALADIES LES PLUS COMMUNES DES FILLES PUBÈRES, QUI ONT UN RAPPORT PLUS OU MOINS SPÉCIAL AVEC LA MENSTRUATION.

Par J. H. VAN PEENE,

Docteur en Médecine de la Faculté de Paris, ex-Chirurgien-aide-major à l'Hôpital Militaire de Gand.

> Mensibus copiosioribus prodeuntibus , morbi contingunt ;
> non prodeuntibus, ab utero fiunt morbi.
> Hipp. Aph. 57 , Sect. V.

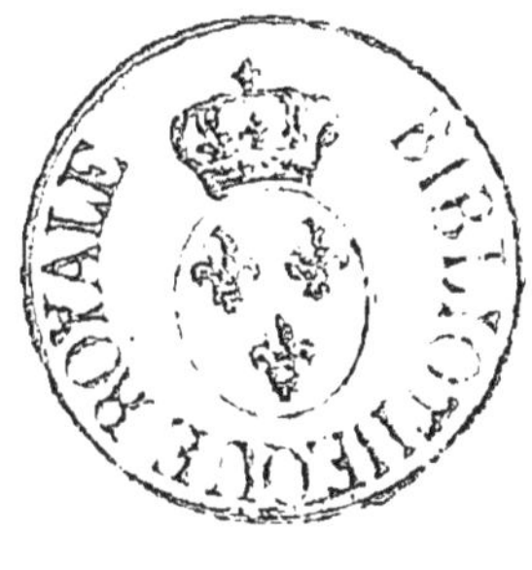

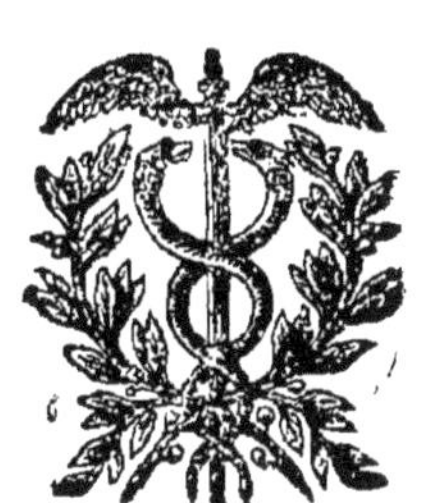

A GAND,

DE L'IMPRIMERIE DE J.-N. HOUDIN,
Concessionnaire de la Feuille d'Affiches, et Propriétaire du Journal de Gand.

JANVIER 1815.

Cet Ouvrage se vend :

A GAND,

L'AUTEUR, rue Neuve-Saint-Pierre, n.° 8.

J.-N. HOUDIN, Impr.-Libraire, rue Catalogne.

H. DUJARDIN, Libraire, place d'Armes.

A PARIS,

GABON, Libraire, place de l'Ecole de Médecine, n.° 2.

A BRUXELLES,

DEMATTE, Imprimeur-Libraire, Grand'Place.

WEISSENBRUCH, Imprimeur-Libraire et Concessionnaire de la Feuille d'Affiches, rue du Musée.

A LILLE,

DANEL, Imprimeur de la Feuille d'Affiches, Grand'Place.

Chez

A

Monsieur van Rotterdam,

DOCTEUR EN MÉDECINE, PROFESSEUR A L'ÉCOLE
ÉLÉMENTAIRE DE MÉDECINE DE GAND,

MÉDECIN EN CHEF ET PROFESSEUR DE CLINIQUE
INTERNE A L'HÔPITAL CIVIL DE LA MÊME VILLE,

MEMBRE DE PLUSIEURS SOCIÉTÉS SAVANTES,
NATIONALES ET ÉTRANGÈRES, etc. etc.,

Comme un faible témoignage de Reconnaissance
des instructions que j'en ai reçues.

VAN PEENE.

A

Monsieur Stockman,

DOCTEUR EN MÉDECINE,

En reconnaissance des lumières que j'ai puisées dans ses entretiens, et ses méthodes curatives dans les Hôpitaux.

VAN PEENE.

AVANT-PROPOS.

En parcourant les divers Ouvrages de Médecine, on y trouve souvent des sujets traités trop superficiellement, et qui, pour leur importance, méritent toute l'attention des Médecins. Ceci a particulièrement lieu pour les maladies du sexe qui ont du rapport avec la Menstruation, dont les causes différentes, les périodes et toutes les circonstances qui les concernent ont été traitées, par divers Auteurs, d'une manière trop légère et trop éparse.

Ce motif m'a déterminé à rassembler dans une seule Dissertation l'essentiel de ce qui se trouve dispersé dans différens Ouvrages sur l'Emménologie et sur les affections pathologiques qui ont un rapport plus ou moins direct avec la Menstruation.

Je n'ai pas la prétention d'enseigner un point de doctrine aussi difficile, et sur lequel les Auteurs du premier ordre ont porté des opinions théoriques les plus variées et souvent les plus contradictoires entr'elles ; mais, en rassemblant dans un seul corps de doctrine tout ce qu'ils ont écrit de solide, mais diffusément, ma Dissertation offrira tous les avantages d'une méthode analytique, tant pour distinguer plus facilement ces diverses maladies sexuelles, leurs causes et leurs nuances, que pour faciliter la connaissance des méthodes curatives de chaque espèce de maladie qui y a du rapport. Et je suis persuadé que ce but sera atteint beaucoup plus facilement au moyen de la réunion des bons principes épars dans les Ouvrages des divers Auteurs.

Si j'ai consacré mes loisirs à la compilation des ouvrages les plus utiles, pour les rendre à la portée des jeunes Médecins, j'espère qu'ils en retireront quelque avantage.

DISSERTATION

SUR

L'EMMÉNOLOGIE

ET SUR

LES MALADIES LES PLUS COMMUNES DES FILLES PUBÈRES, QUI ONT UN RAPPORT PLUS OU MOINS SPÉCIAL AVEC LA MENSTRUATION.

CHAPITRE PREMIER.

De la Menstruation en général.

§. 1.er LA menstruation ou l'écoulement des règles doit être considérée comme une fonction naturelle de l'économie animale, propre au beau sexe ; et loin de nuire à l'état de santé de la femme, comme quelques Auteurs ont voulu et veulent encore le débiter, tout prouve, au contraire, qu'elle l'entretient dans un juste équilibre, et qu'il devient chancelant lorsque l'excrétion menstruelle ne se déclare pas à l'époque de la vie fixée par la nature, ou qu'elle vient à se déranger quand elle a été établie.

Or, la menstruation est, sans contredit, la régulatrice de la santé du beau sexe. Elle est aussi un signe constant de la fécondité, puisque la plupart des femmes qui en sont privées, paraissent in-habiles à devenir mères. Il est vrai que des Auteurs véridiques rapportent des exemples de femmes qui ont goûté le plaisir d'être mères, quoiqu'elles n'eussent jamais été réglées ; mais des cas rares ne font pas des exceptions à des règles d'une loi générale.

§. II. Le flux menstruel peut aussi être regardé comme le germe de la vie, proprement dite, du sexe féminin. En effet, on observe constamment que la première crise utérine révivifie, pour ainsi dire, la jeune fille, tandis que la dernière crise de l'organe utérin paraît, au contraire, être le principe du déclin de la vie de la femme...... Ne voit-on pas d'ailleurs quelle domination le systême utérin exerce sur les autres systêmes organiques, aussi-tôt que la première menstruation a fait éruption ?.... Que ne voit-on pas arriver dans l'organisme en général, lorsque cette crise menstruelle se déclare périodiquement ?.... Donc, dorénavant, la tendance reproductrice, que possède incontestablement toute femme réglée, se représente à des périodes fixées par la nature, jusqu'à la cessation absolue de la fécondité.

§. III. C'est à tort, et on ne peut apercevoir sur quel fondement solide, que des Auteurs ont voulu prouver que la menstruation est une affection morbifique, et non une fonction naturelle. Le Docteur *Aubert*, qui est un des Auteurs dont je veux parler, a aussi, dans sa thèse de réception,

épuisé tous ses efforts pour prouver et faire admettre cette opinion. Il s'étaie de l'autorité du Médecin anglais *Emett*, et prétend, avec lui, que les règles ne sont pas dans la nature, c'est-à-dire, que les femmes n'y furent pas originairement assujetties ; qu'elles ont paru pour la première fois lorsque l'œstre ou l'orgasme vénérien ne fut point satisfait aussi-tôt que la femme en conçut le désir..... D'après ceci, l'Auteur a raison de dire que « la continence est donc la cause » première, la source originaire du flux menstruel. » Or, la jeune fille pourrait éviter ou prévenir une *maladie* (1) dont elle doit se trouver atteinte périodiquement le plus grand espace de sa vie, en s'abandonnant au penchant naturel de son sexe aussi-tôt qu'elle en éprouve le premier stimulus ou impulsion dans le système générateur, à l'époque de l'approche de la nubilité.... L'Auteur va plus loin. « Si les fem-
» mes, dit-il, écoutaient les premiers mouvemens
» érotiques qu'elles éprouvent, elles deviendraient
» mères avant que ce flux fût établi....; il est in-
» dubitable qu'il ne s'établirait point après la con-
» ception, puisque, dans l'état présent d'habitude
» menstruelle, il est infiniment rare qu'il ait lieu
» dans l'état de grossesse ; elles rempliraient le devoir
» sacré d'allaiter leur enfant...., et le flux n'aurait
» point encore lieu ; l'enfant sevré, elles se livre-
» raient aux fertiles embrassemens de leurs époux....
» Si les femmes avaient évité cet écoulement. san-

____

(1) C'est ainsi qu'il appelle la menstruation.

» guin dans le moment le plus orageux de leur vie,
» elles ne l'eussent jamais connu. » Or, selon les
premières lignes de ce paragraphe, la fécondation
est une suite ordinaire du coït, c'est-à-dire, que
toutes les jeunes filles doivent devenir enceintes à
la *première union des deux sexes*, avant d'avoir
jamais vu paraître les premiers indices de la fécondité....; et ces jouissances prématurées doivnet
les affranchir de l'apparition de ces indices......
Sans nier qu'il soit possible qu'une jeune fille
conçoive à la première approche d'un homme,
sans avoir jamais été réglée, nous devons convenir que cela est très-rare, et qu'au contraire,
plutôt la jeune personne s'adonne aux jouissances
vénériennes, plutôt elle sera réglée, comme la
plupart des Auteurs en conviennent, l'acte du coït
étant un stimulant des plus actifs pour provoquer
l'éruption des menstrues. Deux jeunes filles, de
l'âge de huit à neuf ans, instruites de trop bonne
heure, s'étant soustraites aux regards vigilans de
leurs parens, se sont livrées aux plaisirs de Vénus,
et ont, après en avoir joui deux à trois fois, donné
des marques de nubilité : elles n'ont cependant pas
conçu de ces premières approches. Si les choses
étaient telles que le Docteur *Aubert* le prétend,
le mariage serait le remède préservatif de la menstruation; mais il y a loin de là, et l'on voit tous
les jours que le contraire a lieu.

Quant à la femme qui éprouverait l'exemption
des regles, après avoir conçu avant l'éruption de

la première crise utérine, et qui allaiterait son enfant, il suffit d'avoir recours aux ouvrages des Auteurs qui rapportent des exemples de femmes qui ont été réglées pendant la gestation et durant l'allaitement, pour prouver que cette opinion est erronée, et pour la faire rejeter. Au reste, la grossesse ne pourrait être un moyen préservatif ou d'affranchissement des menstrues, car il est des exemples de femmes qui n'ont jamais vu paraître leurs règles que pendant cet état.

§. IV. D'après tout ce que nous venons de considérer sur le système du Docteur *Aubert* et du Médecin anglais, il semble qu'on a tout lieu de croire que l'excrétion menstruelle ne peut aucunement être regardée comme une affection pathologique. Elle ne devient telle que lorsqu'elle éprouve des altérations, telles que son flux excessif, sa suppression, ses aberrations, etc.; altérations qui sont la source de mille désordres.

ARTICLE PREMIER.

De la source des Menstrues.

§. V. L'origine du sang, dont l'écoulement constitue les règles, a été, de tout temps, le sujet de discussion des Auteurs qui ont écrit sur l'Emménologie, et chacun apporte des raisonnemens plus ou moins spécieux en faveur de son opinion. Ainsi il en est qui veulent et soutiennent que le sang menstruel vienne des artères utérines; d'autres le font

venir des sinus de la matrice ; d'autres enfin prétendent qu'il est fourni par les vaisseaux du col de
l'utérus et du vagin.

§. VI. Quelle est donc parmi ces opinions, alléguées par des Auteurs également estimables, celle
qu'on doit spécialement adopter ?.... Quand on
voit que chacun s'efforce d'appuyer solidement
son opinion par des raisons plus ou moins vraisemblables, il paraît difficile de saisir la véritable
source du sang des règles..... Chaque Auteur se
rapporte aux caractères ou vestiges que ce sang imprime ou fait apercevoir dans les endroits d'où il sort.

Ainsi, *Columbus* (1) veut que le sang des règles et
des lochies vienne du col de l'utérus. Il a vu et dé-
montré que les vaisseaux de cette partie de l'organe
utérin étaient dilatés et très-noirs, sur une femme
qui avait subi le dernier supplice un mois après
avoir mis au monde deux jumeaux. Ce même Auteur observe encore avoir rencontré plusieurs fois
le même phénomène, en faisant des dissections
sur les cadavres de femmes qui avaient succombé
à une mort violente durant le flux menstruel, ou
à l'approche de l'écoulement périodique.

D'autres Auteurs, non moins célèbres, ont observé des phénomènes qui contrastent avec ceux
que nous venons de citer. *Mauriceau* raconte qu'ou-
vrant le cadavre d'une femme pendue durant l'écoulement des règles, il remarquait que le fond de la

(1) De Re anat., l. 6 et 11.

cavité de la matrice était couvert de sang grumelé, et que les vaisseaux correspondans offraient une dilatation plus considérable que ceux du col. *Littre* fait la même remarque. Il observe qu'à l'ouverture des cadavres de beaucoup de femmes mortes pendant le flux menstruel, il a trouvé au fond de la cavité de l'utérus une quantité innombrable de petits vaisseaux remplis d'un sang rutilant, qui, au moyen d'une légère pression, en sortait facilement. Le vagin ne lui offrait rien de semblable (1).

Morgagni rapporte que, chez une fille succombée à une mort violente pendant l'écoulement de ses menstrues, et dont il ouvrit le cadavre, il trouva que le fond de la cavité de l'organe utérin était couvert d'une infinité de taches rougeâtres, dont il pouvait facilement faire sortir le sang en y appuyant avec le doigt. Il observe en outre avoir rencontré ensuite plusieurs fois le même phénomène sur des cadavres de femmes qui venaient d'avoir leurs règles. Il n'a jamais vu de ces taches dans le vagin, ni sur le col de la matrice ; « Neque » tamen negabo, de ipsa quoque interdum vagina » cruorem menstruum depluere, ab *Highmoro, Die-* » *merbroeckio, Graafio* inductus, quos sentire eadem » non ignoro, imprimis verò tantorum Hominum » auctoritate et fide compulsus qui se quidem, ut » ante docebam, sic observasse, testificantur » (2).

(1) Mém. de l'Acad. Roy. des Scien. 1702.
(2) Morgagni, Adversaria anatomica omnia.

(8)

Piso (1) a rencontré ce dernier phénomène. Il a trouvé sur le cadavre d'une fille qu'on avait pendue durant ses règles, le vagin arrosé de sang: la cavité utérine était sèche et le col de la matrice fermé.

Heister, faisant l'autopsie du cadavre d'une femme morte durant l'écoulement menstruel, a vu sortir le sang et de la cavité utérine et du vagin en même-temps.

Enfin, d'autres Auteurs estimables racontent avoir connu plusieurs femmes dont les règles coulaient pendant la gestation; d'où ils concluent que le sang ne pouvait alors venir de la cavité de l'utérus, vu que le col de cet organe est fermé pendant la grossesse, et qu'il provient certainement des vaisseaux du vagin.

§. VII. Tous ces Auteurs étant également dignes de foi, que nous reste-t-il à conclure de toutes ces opinions opposées relativement à la source ou principe du sang des règles ?... La meilleure conclusion que l'on puisse en tirer, c'est que le sang menstruel peut venir des différens lieux proposés par ces Auteurs; mais que c'est le plus ordinaire qu'il vienne de l'intérieur du principal organe du système reproducteur, et qu'il est fourni par les porosités que l'on remarque de toutes parts sur la membrane muqueuse qui tapisse la cavité de cet organe et de son col.

(1) Observation, &c.

Article II.

De la cause des Menstrues.

§. VIII. Il semble que la recherche de la cause des règles a été un objet d'intérêt pour les Écrivains de tous les temps ; car il n'est aucune question en médecine dont ils se soient plus occupés et sur laquelle ils aient plus écrit, que sur cette cause de la menstruation. Ils ont tour-à-tour proposé des opinions diverses ; et quoique leurs raisonnemens aient été assez vraisemblables, ils n'ont allégué aucune opinion qui ait pu lever le voile dont ce mystère est encore couvert. Voyons ce qu'ils ont proposé à cet égard.

§. IX. L'un a allégué que la menstruation tenait à l'influence de la lune ; l'autre qu'elle était dominée par le soleil ou tout autre corps céleste. Celui-ci a prétendu qu'elle dépendait d'un état de pléthore générale ou locale ; celui-là l'a attribuée à l'œstre ou orgasme vénérien. Enfin, il en est qui ont voulu que les règles soient l'effet d'un ferment.

C'est peut-être parce qu'on a voulu établir que la menstruation était présidée par la lune, que l'on a dit que les femmes étaient lunatiques, et que cet astre purgeait les vieilles femmes dans son déclin et les jeunes dans son renouvellement (*Luna vetus vetulas, juvenes nova luna repurgat.*) Mais qu'on est loin de pouvoir admettre cette influence de la lune sur la menstruation! On n'a qu'à considérer que les femmes ne sont pas toutes réglées en même temps , et que le flux menstruel ne correspond aucunement aux phases lunaires, et l'on sera convaincu de la fausseté de cette opinion. On doit en dire autant du soleil et de tout autre corps céleste.

La pléthore était l'opinion des Écrivains les plus célèbres qui alléguaient des raisons assez spécieuses en apparence pour la soutenir ; depuis *Galien*, elle a généralement été regardée comme la cause des règles. Mais quelles étaient leurs raisons pour établir cette pléthore comme cause des menstrues?... D'abord, ils fondaient leur opinion sur la grande quantité de sang qu'évacuent, à chaque menstruation, les femmes dont la vie est opulente, inactive et qui font un usage habituel d'une bonne table, tandis que celles qui sont peu favorisées de la fortune, qui doivent mener une vie active, exercée, ainsi que celles qui sont dans un état de grossesse et d'allaitement, sont le plus souvent dispensées du flux menstruel ; 2.° ils croyaient que la femme n'éprouvait sa première menstruation que lorsqu'elle cessait de croître, parce qu'alors le sang n'étant plus destiné à opérer le développement de toutes les parties de son corps, devenait superflu, et en conséquence élaboré en plus grande quantité que n'en pouvaient contenir les vaisseaux. Or, ils croyaient à une surabondance de sang , et ils pensaient que la nature devait nécessairement chercher une voie pour expulser cette surabondance, pour ne pas soumettre l'économie animale à des conséquences funestes. Mais, demandons avec le Docteur *Capuron*, pourquoi cette décharge se fait par l'utérus plutôt que par une autre voie ? Cet Auteur a bien raison de dire que cette question paraît plus embarrassante aux partisans de la pléthore générale, qu'à ceux qui admettaient seulement une congestion locale, parceque ces derniers s'imaginaient que la matrice, organe vasculeux placé à la région la plus inférieure du tronc, dans un bassin évasé, était destinée à servir de réservoir et d'émonctoire au surplus du sang menstruel. Toutefois ces raisons sont aussi frivoles que celles des partisans de la pléthore générale. Néanmoins, on est forcé d'admettre la pléthore utérine, parce qu'elle est réelle. Mais à quoi attribuer la cause principale ou primitive de ce phénomène?... On dit toujours qu'il reste à déterminer si cette pléthore locale ou congestion utérine n'est pas l'effet de l'action de l'utérus ou de l'effort hémorragique à chaque période menstruelle, plutôt que la cause.... Il est incontestable que la matrice possède une vie ou force particulière innée, qui entre en action à des temps fixés par la nature, tout-à-fait impossible d'expliquer..... Pourquoi donc hésitons-nous de dire *positivement* que la congestion ou pléthore locale est l'effet de l'action exclusive de l'utérus?.... Où voulez-vous que l'on aille chercher la cause qui détermine l'afflux sanguin vers la matrice, ailleurs que dans ce viscère lui-même ?.... Or, disons que la cause primitive de la pléthore utérine est exclusivement

(12)

la *vie ou force particulière innée de la matrice*
que nous venons d'alléguer.

Quant à la pléthore générale, il nous paraît qu'il
est inutile de la discuter. Les raisonnemens proposés par les Auteurs de cette opinion pour la soutenir, sont entièrement fautifs, parce qu'ils suppo-
sent que l'accroissement de la femme cesse d'avoir
lieu à la première apparition des menstrues : c'est
précisément le contraire de ce que nous observons
chez nos jeunes demoiselles qui offrent de la précocité. Au reste, si les règles dépendaient d'une
surabondance générale de sang, ne serait-il pas
possible d'obvier à l'excrétion menstruelle, sinon
de la retarder ou modérer, par la saignée, la diète, ou
tout autre débilitant?... C'est ce qui n'est aucunement
possible. L'expérience a appris, et on l'observe
tous les jours, qu'une saignée, faite immédiatement avant l'époque menstruelle, a déterminé
une menstruation plus hâtive, plus libre et plus
abondante. Une jeune fille, de l'âge de dix-huit
ans, éprouvait depuis quelques mois une menstruation difficile et douloureuse ; sa constitution
étant forte et pléthorique, je lui fis faire une saignée
du bras assez copieuse, immédiatement avant la
période menstruelle. J'eus la satisfaction de voir
paraître les règles le lendemain ; l'écoulement en
était facile, libre et sans douleur : la quantité de sang
était aussi plus abondante que dans les menstruations précédentes. L'époque menstruelle qui succédait
à celle-ci fut encore difficile et douloureuse. La ma-

lade vint me consulter. Je lui fis de suite pratiquer une saignée au bras, et, chose remarquable, pendant l'écoulement du sang par la saignée, la jeune personne sentait couler plus abondamment et plus librement ses règles ; l'époque menstruelle se terminait, à son ordinaire, le troisième jour. J'ai ordonné à la malade d'observer un certain régime, surtout vers l'époque de l'apparition de ses règles ; c'est ce qu'elle a fait, et la menstruation s'opère maintenant périodiquement d'une manière facile et sans douleur.

Ce que l'on a dit à l'égard de l'œstre ou orgasme vénérien, comme cause des règles, est une opinion des plus absurdes. Il en résulterait que, toutes les fois qu'une femme se trouve excitée à consommer l'acte du coït, elle fût aussi-tôt réglée.... Quelle extravagance! S'il en était ainsi, presque toutes les femmes seraient réglées tous les jours et même plus d'une fois par jour..... Car, combien de femmes ne trouve-t-on pas qui sont naturellement lascives, et chez qui les désirs vénériens se renouvellent à la vue de chaque homme! Donc cette opinion est dénuée de toute vraisemblance.

Quant à la théorie des fermens, elle ne mérite aucune réfutation.

ARTICLE III.

Des qualités du Sang des Règles.

§. X. Quelles idées puériles et superstitieuses

les anciens se formaient sur les qualités du sang menstruel ! Les uns considéraient le sang des règles comme le meilleur philtre pour inspirer la passion de Vénus ; les autres le regardaient comme le remède exclusif ou général contre la plupart des maladies. Ceux-ci lui attribuaient des qualités propres à faire aigrir ou coaguler le lait, tourner les sauces, altérer les liqueurs muqueuses ou sucrées en fermentation ; ceux-là prétendaient qu'il possède des qualités capables de tuer les chenilles, en faisant parcourir les jardins par les femmes, durant l'écoulement de leurs règles, nu-pieds, le sein découvert et les cheveux épars ! Enfin qu'on lise les ouvrages d'Aristote, de Pline et de tous les anciens, et on verra quelles qualités bénignes ou malfaisantes on attribuait alors au sang menstruel.

§. XI. Aujourd'hui il n'est plus question de proposer ou d'admettre toutes ces opinions fabuleuses et erronées. Mais il est aussi certain qu'on aurait tort si l'on s'obstinait à critiquer ou censurer sans approfondir, en observateur impartial, tout ce qu'il peut y avoir de vrai dans les idées des anciens. Je connais une femme cultivatrice, qui m'a assuré que toutes les fois qu'elle est réglée, elle doit s'abstenir d'aller dans sa cave, où le lait est déposé, pour ne pas s'exposer à l'aigrir, comme elle s'en est aperçue plusieurs fois. Observons cependant que les cas où le sang menstruel possède des qualités nuisibles, ou telles qu'il peut avoir de l'influence sur les liqueurs muqueuses ou sucrées, sont extrêmement rares.

§. XII. Mais il est incontestable que le sang des règles est susceptible de subir diverses altérations dues à un millier de circonstances. On sait qu'il est des femmes qui, durant l'écoulement de leurs règles, exhalent une odeur forte et repoussante, telle qu'elles deviennent insupportables dans la société. Ceci est constant : et « on pourrait, en
» quelque sorte, comparer ces femmes aux femelles
» de certains animaux, dont l'odeur attire les mâles
» quand elles sont en chaleur (M. *Capuron.*)
» Mais dans l'état naturel on n'observe point, chez
» les femmes, cette atmosphère repoussante, si elles
» ne négligent pas les soins de propreté nécessaires
» dans cette circonstance. » (M. *Gardien.*) Ce phénomène arrive le plus souvent chez les femmes rouges et quelquefois chez les brunes, qui n'observent pas ces soins de propreté; elles y sont le plus sujettes dans les saisons chaudes.

§. XIII. Nous avons dit plus haut que le sang des règles est susceptible d'éprouver diverses altérations : elles sont toujours dues à des affections morbifiques générales ou particulières. En effet, on observe que, chez les femmes scrophuleuses, où le système glandulaire est frappé d'une atonie relative, le sang menstruel est pâle et décoloré ; chez les scorbutiques, où l'asthénie générale est extrême, il est noirâtre et fétide; chez celles qui sont atteintes d'affections dartreuses, il est acrimonieux ; enfin chez les sujets affectés d'un virus cancereux, il est virulent. C'est chez ces sortes de femmes que le sang menstruel possède des qualités délétères, et qu'il est dangereux de consommer l'acte du coït pendant l'écoulement des règles. On a vu plus d'un époux se trouver atteints d'un flux aigu par le canal urétral, pour avoir cohabité avec leurs femmes pendant qu'elles étaient dans cette circonstance. Ainsi il y a de la prudence à s'abstenir, dans ce cas, de l'acte du coït.

§. XIV. Au reste, nous observons, pour finir ce qui nous reste à dire sur les qualités du sang menstruel, que, dans le cours ordinaire, ce sang ne possède pas des qualités nuisibles ou délétères, et que c'est seulement chez les femmes atteintes d'affections pathologiques générales ou locales, que ces qualités malfaisantes sont à redouter.

Article IV.

De l'époque de la vie où arrive la première Menstruation.

§. XV. La première crise utérine arrive, en Europe, ordinairement à l'âge de treize à quinze ans. Néanmoins, il n'est pas rare de la voir paraître beaucoup plus tôt, comme à la neuvième, dixième ou onzième année. Ces éruptions menstruelles pré-coces s'observent chez les jeunes filles qui sont d'une constitution pléthorique et sanguine, chez celles qui offrent une certaine précocité dans leur accrois-sement, dont toutes les fonctions de l'économie participent en général. On rapporte des exemples de précocités bien plus extraordinaires dans l'apparition de la première menstruation. On trouve, dans l'histoire de l'Académie des Sciences, qu'une petite fille eut ses premières règles huit jours après sa naissance; mais selon d'autres rapports, elle ne fut réglée que le troisième mois. Parvenue à l'âge de quatre ans, elle avait acquis une hauteur de trois pieds et demi; les membres thorachiques et abdominaux étaient dans la proportion de cette hauteur; enfin les organes sexuels avaient tout leur développement, comme à dix-huit ans. Une fille fut, au rapport de *Wanswieten*, réglée dans le premier mois de sa naissance : elle était cependant d'un tempérament délicat.

§. XVI. Donc, il n'y a pas dans la nature de loi invariable par rapport à l'époque de la première éruption des règles. On remarque une diversité dans les époques où la menstruation se déclare pour la première fois, dans les diverses régions du globe terrestre. Ainsi, en Europe, comme nous venons de le dire, elle a communément lieu lorsque le corps est parvenu à la majeure partie de son accroissement, c'est-à-dire, de treize à quinze ans. Dans l'Asie, il est de jeunes filles qui, à l'âge de huit ans, sont nubiles, s'engagent dans les liens du mariage, et deviennent mères à neuf ans. En Suisse, la première apparition des règles fait, selon *Haller*, communément explosion vers la douzième ou treizième année. Sous la zone torride elle se déclare plus tôt que sous les zones glaciales. Les femmes du Lapon ne peuvent goûter le plaisir d'être mères qu'à l'âge de dix-huit ou vingt ans, tandis que celles des Indes font des enfans à neuf ans. *Prideaux* nous rapporte, dans la vie de Mahomet, que celui-ci épousa Cadisja, âgée de cinq ans : elle devint mère à huit ans. En Sibérie, les règles se déclarent fort tard, tandis que dans la Barbarie, les femmes sont réglées à onze ans.

§. XVII. D'après cette exposition, on voit quelle influence les climats exercent sur l'apparition de la première menstruation. Mais ce ne sont pas les climats seuls qui déterminent plus tôt ou plus tard la période menstruelle ; elle est encore dominée par d'autres circonstances, telles que l'éducation, la manière de vivre et la constitution du sujet.

Quant à l'éducation et le genre de vie de la jeune personne, on observe que celles qui habitent les villes, où mille objets excitent leur curiosité et émeuvent leur ame ; celles qui courent aux bals, aux spectacles, qui fréquentent les sociétés, qui s'amusent de la musique, de la danse, de la peinture ; enfin celles dont l'éducation est peu soignée, etc., sont beaucoup plus tôt nubiles que les filles qui habitent la campagne, où tant d'objets ne sont pas réunis pour les exciter et émouvoir, etc., etc. Les jeunes personnes qui font un usage fréquent des substances échauffantes, telles que les aromates, le café, les boissons alcoholiques, sont aussi très-précoces. Enfin, tout ce qui est capable de leur

occasionner des impressions plus ou moins vives,
et qui tendent à exciter en elles des sensations de
plaisir, ou qui ont une influence spéciale sur le
système utérin, sont autant de causes qui rendent
la première menstruation plus hâtive.

Pour ce qui concerne la constitution individuelle, nous avons déjà fait remarquer que les
filles qui sont d'une constitution pléthorique et
sanguine, et d'un tempérament nerveux, sont plutôt réglées que celles qui sont douées d'une constitution faible ou d'une délicatesse naturelle et d'un
tempérament sec et froid ou cacochyme, ou bien
enfin que celles dont la constitution a été affaiblie
par des maladies antérieures.

ARTICLE V.

Des Signes qui annoncent l'approche de la première Menstruation.

§. XVIII. Divers phénomènes physiques et mo-
raux se font remarquer à l'approche de l'époque de
la nubilité ou du développement final du système
utérin. Toute l'organisation animale offre des changemens notoires dans ses fonctions : ils doivent
tous leur cause à la concentration de la vie ou
de l'action dans le principal organe de la repro-
duction. Enfin, le système utérin paraît alors do-
miner tous les autres systèmes de l'organisme.

§. XIX. Parmi les phénomènes qui se font observer à l'approche de la nubilité, on en remarque

quelques-uns que l'on peut nommer locaux. En effet, on voit des changemens qui surviennent sur différentes surfaces du corps. Ainsi, les organes sexuels externes prennent de l'accroissement et de la consistance ; les mamelles grossissent ; deviennent fermes et sont parfois douloureuses ; leurs aréoles acquièrent une couleur brune plus ou moins foncée, et leurs papilles entrent dans un certain état d'érection. Enfin, la jeune personne éprouve un changement particulier dans tout le système reproducteur : elle est parfois en proie à des sensations agréables ; mais elle ignore encore le but de la nature.

§. XX. La domination qu'exerce l'utérus sur les autres systêmes de l'organisme en général, vient ajouter à ces changemens locaux d'autres phénomènes qui indiquent des affections générales, et qui annoncent l'approche de la première crise utérine. « La fille qui devient pubère, dit M. *Capuron*, » éprouve des frissons, de la pesanteur et de la » tension dans l'hypogastre et les lombes, des » douleurs de reins, une sorte de lassitude, de » paresse ou de nonchalance qui rend le corps » lourd et lent à se mouvoir ; les membres ab- » dominaux semblent s'engourdir ; un sentiment » d'ardeur se propage le long de la colonne verté- » brale ; quelquefois les muscles du cou sont dans » une sorte de rigidité. Il y a des maux de tête, » des tintemens d'oreilles, des vertiges, des éblouis- » semens. Toutes les fonctions se ressentent aussi de

» cette secousse générale ; l'appétit se perd ou se
» déprave ; certaines filles sont tourmentées de ca-
» prices ou de goûts bizarres ; la circulation s'accélère ;
» le pouls rebondit, devient dur, inégal et inter-
» mittent ; il n'est pas même rare que la fièvre s'al-
» lume, sur-tout lorsque l'individu est pléthorique ;
» le sang coule des narines : le cœur palpite à la
» moindre émotion ; les sécrétions et les excrétions se
» dérangent, comme le prouvent le ptyalisme, l'in-
» continence d'urine, la diarrhée ou la constipation
» et les sueurs plus ou moins abondantes ; la
» chaleur monte par bouffées ; la peau se couvre
» de rougeurs et d'efflorescences ; le visage sur-tout
» bourgeonne ; souvent il est abattu et décoloré ;
» les yeux s'enfoncent et se cernent d'un cercle
» livide ou plombé ; la respiration est moins libre
» qu'à l'ordinaire ; il y a plus ou moins d'oppression ;
» il survient des bâillemens, des quintes de toux
» spasmodique ; la voix est plus rauque ; le sommeil
» se trouble et s'interrompt ; la jeune personne se
» réveille en sursaut, épouvantée par des rêves.
» Tantôt l'imagination s'exalte et se repaît des idées
» les plus lascives, tantôt l'esprit semble s'émousser
» ou tomber dans une sorte de stupidité ; quelque-
» fois le caractère s'aigrit, la susceptibilité devient
» extrême ; la tristesse, les pleurs, le chagrin, l'in-
» quiétude et l'agitation sont involontaires. Là,
» c'est un état de langueur qui semble miner tout
» l'individu ; ici, ce sont des désirs vagues, des
» frayeurs sans cause connue ; ailleurs, un embar-

» ras dont la femme ne peut se rendre raison. En
» un mot, la fuite de la société et l'amour de la so-
» litude, l'hypocondrie, la mélancolie, et même
» l'érotomanie, tels sont les signes qui préludent
» plus ou moins constamment à la première érup-
» tion des règles.

» Mais quelques gouttes de sang ont à peine
» coulé, que tout rentre comme par enchantement
» dans le calme et dans l'ordre. Le mal-aise général
» disparaît, le corps est plus léger et l'esprit moins
» embarrassé; toutes les fonctions prennent un cours
» plus libre et plus facile; la gaîté revient, le visage
» se pare des grâces et de la fraîcheur de la jeu-
» nesse; les yeux pétillent de feu: tout indique une
» nouvelle vie et la plus brillante santé ». (*Traité
des Maladies des Femmes*, p. 18 et suiv.

§. XXI. Mais il s'en faut beaucoup que les choses
se passent toujours suivant l'ordre indiqué par le
Docteur *Capuron*. Souvent la première éruption des
règles a lieu sans aucun désordre dans quelque
fonction de l'organisme. On rencontre de jeunes
filles qui sont tout étonnées d'apercevoir, à leur lever,
leurs linges de corps et de lit mouillés de sang, sans
avoir éprouvé le moindre inconvénient, ni même
aperçu le plus léger indice précurseur de la première
menstruation : j'en connais plusieurs qui ont été dans
ce cas. Cependant, l'on ne peut nier que plusieurs
des phénomènes allégués plus haut ne soient souvent
les avant-coureurs de la nubilité complète.

ARTICLE VI.

*Du retour de la Menstruation, quand elle s'est dé-
clarée pour la première fois.*

§. XXII. L'on ne saurait fixer au juste quelle est
l'époque où le retour de la menstruation doit avoir
lieu après sa première éruption : il arrive à des intervalles plus ou moins prolongés ou rapprochés,
dus à plusieurs circonstances individuelles ou
autres.

Ainsi, chez une fille d'une constitution délicate,
la première crise utérine est souvent suivie d'un intervalle de plusieurs mois, même d'un an. Cependant, l'écoulement menstruel reparaît tôt ou tard; il
se déclare ensuite de nouveau à des temps qui deviennent périodiques. La congestion et l'évacuation
utérines s'établissent alors à des époques déterminées;
l'économie animale s'y habitue, en sorte que le flux
menstruel devient une fonction naturelle.

§. XXIII. La crise utérine périodique est toujours,
ou du moins souvent, précédée par quelques-uns
des symptômes ou phénomènes exposés à l'article
précédent, et spécialement par ceux qui dénotent une
nouvelle congestion sanguine de l'utérus, comme
des douleurs et pesanteurs dans les régions lombaires,
des coliques intestinales ou utérines, etc.

Article VII.

*De l'ordre et de la durée des différentes périodes
de la Menstruation.*

§. XXIV. La période menstruelle se déclare le plus constamment tous les mois chez la plupart des femmes. Il est impossible, sinon très-difficile, d'assigner la cause ou la raison de la périodicité du retour des menstrues. Il est des Auteurs qui prétendent que la période menstruelle suit le cours de la lune ; d'autres veulent qu'elle soit présidée par celui du soleil. Tout cela n'est pas prouvé, et ces suppositions ne peuvent aucunement être admises comme causes de ce phénomène ; car on voit des femmes réglées à toute époque des cours lunaire et solaire. D'ailleurs, si la menstruation était sous la domination de ces astres, toutes les femmes devraient avoir leurs règles dans le même temps, et le flux menstruel correspondrait exactement, chez toutes, aux phases lunaires ou solaires. C'est ce qui arrive précisément d'une manière tout-à-fait contraire.

§. XXV. Les retours de l'excrétion menstruelle n'observent pas toujours un ordre fixe par rapport à l'époque où ils se manifestent. Cependant, comme nous l'avons observé plus haut, le plus grand nombre des femmes sont réglées périodiquement tous les mois. Mais il en est dont les règles reviennent tous les vingt à vingt-un jours ; d'autres qui sont réglées tous les quinze jours ; enfin on en trouve chez qui les menstrues coulent toutes les semaines : dans ce dernier cas l'écoulement sanguin est de peu de durée. D'autres irrégularités s'observent encore dans l'ordre des retours du flux menstruel. Ainsi, il est des femmes qui ne sont réglées que toutes les six semaines, tous les deux, trois à quatre mois, et même moins fréquemment dans l'espace d'un an.

§. XXVI. Toutes ces anomalies dans l'ordre des retours des périodes menstruelles dépendent de plusieurs causes qui, elles-mêmes, proviennent de diverses circonstances individuelles ou hygiéniques de la femme, du climat qu'elle habite, etc. Ainsi, les sujets qui sont d'un tempérament pléthorique et sanguin ; la fille prostituée, la femme qui fait un usage excessif des plaisirs de Vénus ; celle qui fait bonne chère, qui use fréquemment de boissons alcoholiques, et celle qui mène une vie oisive et luxurieuse, sont plus souvent réglées que les individus d'un tempérament froid et sec, la fille honnête, la femme qui fait un usage modéré du coït, qui mène une vie active, laborieuse, et qui s'abstient du fréquent usage des boissons spiritueuses.

§. XXVII. Les divers climats ont aussi une influence marquée sur les retours des périodes de la menstruation. Il est de fait que les époques menstruelles sont plus éloignées l'une de l'autre chez les femmes qui habitent les climats froids, comme en Laponie, où les règles ne paraissent que deux ou trois fois l'an, que chez celles qui vivent dans les climats chauds.

§. XXVIII. La durée de chaque menstruation offre aussi diverses irrégularités chez les différens individus et dans les diverses contrées du globe. La durée la plus ordinaire de l'écoulement des règles est, chez les femmes de nos contrées, de trois à quatre jours. Cependant, il n'est pas rare d'en rencontrer chez qui le flux dure six à huit, et même jusqu'à dix jours et plus : enfin il en est chez qui la durée du flux menstruel n'est que de deux jours, et même moins. Ces anomalies ou irrégularités sont dues, comme nous venons de le dire, à la disposition individuelle et aux climats que les femmes habitent. Ainsi, toutes les causes et circonstances qui sont capables de rapprocher ou d'éloigner l'une de l'autre les périodes menstruelles, et que nous avons indiquées plus haut, sont aussi celles qui ont une influence directe sur la durée du flux des règles.

A R T I C L E   V I I I.

De la quantité du sang évacué à chaque période menstruelle.

§. XXIX. Il est impossible d'évaluer au juste la quantité du sang que les femmes évacuent à chaque menstruation, parce qu'elle n'est pas la même chez tous les sujets, et qu'une infinité de causes et circonstances, telles que celles qui influent sur l'époque de la première éruption menstruelle, comme la constitution, le tempérament, l'âge et le genre de vie de l'individu, et le climat qu'il habite, peuvent la faire varier. Aussi, tous les Auteurs qui ont tâché de fixer cette quantité, ont-ils obtenu des résultats différens : ils y ont observé des inégalités dans chaque contrée de la terre.

Ainsi, dans l'ancienne Grèce, la quantité du sang menstruel évacué chaque mois est, selon *Hippocrate*, de deux hémines, qui équivalent à vingt onces.

En Angleterre, *Freind* estime à la même quantité le sang des règles à chaque période menstruelle. *Hunter* remarque qu'elle y est tantôt de six, tantôt de huit onces, d'autres fois d'une once ou de quatre onces, suivant les circonstances individuelles. *Dehaën* a fixé cette quantité à trois, quatre ou cinq onces : il n'en jugeait que par la quantité des linges qui étaient imbibés du sang menstruel ; mais il a éprouvé lui-même combien cette manière d'évaluer la quantité était susceptible d'erreur.

En Espagne, *Fitz-Gérald* ne la porte qu'au poids de quatorze à quinze onces.

En Hollande, la quantité de sang évacué à chaque menstruation ne va pas au-delà de dix onces, suivant *Gorther*.

En Allemagne, *Haller* a établi une distinction, par rapport à la quantité que perdent les femmes à chaque période menstruelle, entre les campagnardes et les citadines. Selon lui, les premières n'évacuent guère au-delà d'une once, tandis que la quantité évacuée par les dernières est de six à huit onces.

En France, *Astruc* porte cette quantité entre huit et seize onces ; *Roussel*, de seize à dix-huit onces.

Baudelocque et le Professeur *Alphonse Leroy* ne l'estiment que de trois à quatre onces.

§. XXX. Voilà les divers résultats que ces Auteurs ont remarqués dans les différentes contrées du globe : cette diversité de résultats tient évidemment à l'influence du climat. Mais une foule d'autres circonstances, dépendantes du sujet, et telles que celles que nous avons indiquées au §. XXVI, qui ont une influence marquée sur l'ordre et la durée des différentes périodes menstruelles, peuvent aussi faire varier la quantité du sang des règles. Elle varie donc chez chaque individu, et il sera à jamais impossible d'en évaluer le juste poids.

A R T I C L E   I X.

De l'époque de la vie où la Menstruation discontinue.

§. XXXI. « C'est sans doute un phénomène très-
» naturel, dit l'Auteur de la *Nosographie philoso-*
» *phique*, que la cessation de l'évacuation périodique
» à une certaine époque de la vie : les fonctions or-
» ganiques de la matrice touchent alors à leur terme ;
» il ne se forme plus de surabondance de sang, et
» les vaisseaux utérins s'affaissent par degrés ».

La cessation complète ou absolue de la menstruation a ordinairement lieu, en Europe, entre la quarante-cinquième et cinquantième année : toutefois elle peut cesser plutôt ou se prolonger au-delà de ce terme ; ce qui tient à diverses circonstances.

§. XXXII. Il est de règle générale que les femmes perdent leurs menstrues d'autant plus vîte qu'elles ont été plus tôt réglées, tandis que celles qui n'ont pas éprouvé de précocité dans leur puberté, retiennent plus long-temps les indices de la fécondité. On a vu des femmes dont la menstruation s'est prolongée au-delà de cinquante-huit et soixante ans. On cite aussi des exemples que des femmes ont encore joui du plaisir d'être mères à différentes époques après la soixantième année. *Pline*, le Naturaliste, rapporte que *Cornélie*, de la famille des Scipion, enfanta *Valerius-Saturninus* à l'âge de soixante-deux ans. *Haller* fait mention d'une dame qui accoucha dans sa soixante-troisième année. *Valescus*, de Tarente, raconte avoir secouru, dans ses couches, une femme de soixante-sept ans. Enfin, *Haller* parle encore d'une femme qui fit une couche à l'âge de soixante-dix ans. Ces phénomènes se rencontrent le plus souvent dans les contrées les plus septentrionales, où les menstrues ne font leur première éruption que très-tard, comme vers l'âge de dix-huit à vingt ans ; mais l'écoulement menstruel s'y prolonge à une époque plus avancée, et les femmes y sont plus fécondes, puisqu'il est rare d'en rencontrer qui ont eu moins de dix à douze enfans, et, au rapport d'*Olaus* et *Rudbeck*, il n'est pas même rare d'y trouver des femmes qui fassent des enfans jusqu'au nombre de trente.

§. XXXIII. Il est inutile de nous arrêter sur les règles qui ont encore paru à des âges de décrépitude,

tels qu'à quatre-vingts, cent et cent six ans, parce
que nous avons tout lieu de croire que ces évacuations sanguines tardives ne sont que complètement
passives, et qu'elles dépendent absolument d'un vice
du système général ou utérin. Quant aux phénomènes
propres et subséquens de la discontinuation absolue
de la menstruation, nous en traitons à l'article suivant.

ARTICLE X.

Des signes qui annoncent la cessation naturelle et complète de la Menstruation.

§. XXXIV. La cessation ou discontinuation absolue de l'écoulement périodique des règles est annoncée par diverses anomalies, soit au physique, soit
au moral ; anomalies qui, le plus souvent, sont sans
conséquences fâcheuses, mais qui, quelquefois,
sont suivies d'incommodités plus ou moins graves ;
phénomènes qui dépendent d'une multitude de circonstances individuelles. Or, « les femmes qui ont
» vécu suivant le vœu de la nature, qui ont été
» mères de famille et ont mené une vie active et
» laborieuse, passent, en général, l'époque critique
» sans danger et sans éprouver des maux notables ;
» mais celles qui ont vécu dans l'oisiveté et la bonne
» chère, celles qui ont abusé des substances aroma-
» tiques et alcoholisées, et qui, par conséquent,
» avaient chaque mois des menstruations très-co-
» pieuses, éprouvent, à l'époque de leur cessation,
» des affections singulièrement variées, ou les res-

» sentent à un plus haut degré d'exaspération ,
» si elles ne font que se renouveler. » (*Le Prof.
Pinel, Nosog. philos.*) Mais, chez la plupart des
femmes, le système utérin cesse graduellement de
présider tous les autres systèmes de l'organisme gé‑
néral , qui , à leur tour , recouvrent la faculté de se
mettre à l'abri de l'influence que le premier exer‑
çait sur eux avec tant d'énergie, sans qu'il en résulte
de désordres.

§. XXXV. Avant que les menstrues soient arri‑
vées à leur discontinuation absolue, leur apparition
observe des marches très-irrégulières, par rapport,
soit au temps de son retour, soit à sa durée, soit
enfin à la quantité du sang menstruel. Cette irrégula‑
rité, dont la menstruation est susceptible vers l'époque
où elle doit définitivement disparaître, se fait ob‑
server pendant un certain laps de temps. Ainsi, les
règles paraissent plus d'une fois dans le courant
d'un mois, ou reviennent plus souvent dans le terme
où elles avaient coutume de se déclarer, comme tous
les quinze jours, toutes les trois semaines; d'autres
fois, elles se montrent à un temps passé l'époque
ordinaire, comme toutes les six semaines, tous les
deux mois, et même plus. Tantôt la durée de l'é‑
coulement menstruel surpasse les bornes accoutu‑
mées, tantôt cette durée ne se prolonge pas au-delà
de quelques heures. Enfin , il est des femmes qui
sont abondamment réglées, et d'autres dont les règles
coulent en très-petite quantité et goutte à goutte,
de sorte que leurs linges en soient à peine mar‑

qués. Tous ces phénomènes dépendent de plusieurs circonstances individuelles, comme il est dit plus haut.

On remarque encore parfois d'autres phénomènes précurseurs de la discontinuation complète des règles. Je veux parler des diverses affections pathologiques qui surviennent dans différens systêmes de l'organisme. Ainsi, certaines femmes sont tourmentées d'affections goutteuses ou rhumatismales variées; elles éprouvent diverses éruptions cutanées, telles que des pustules, des dartres, des érysipèles, des phlegmons sur différentes parties du corps. Chez d'autres, les organes de la vue, de l'ouïe, sont affectés. Enfin, il en est chez qui ces affections pathologiques se portent à l'intérieur, et attaquent différens viscères des cavités sphlancniques. Au reste, il n'est, pour ainsi dire, aucun ordre de maladies dont les femmes ne soient très-susceptibles à l'époque critique. Mais, comme le remarque le Docteur *Fothergill,* toutes les femmes ne sont pas également sujettes à ces affections. « Plusieurs
» femmes, dit-il, n'éprouvent aucune altération
» dans leur santé, à l'époque de la vie dont nous
» parlons; quelques-unes même semblent reprendre
» une nouvelle vigueur. C'est ainsi que l'on voit
» des complexions frêles et délicates, ou singulière-
» ment affaiblies par des évacuations copieuses, se
» trouver très–bien de la cessation des règles; mais
» toutes, malheureusement, ne jouissent pas d'un
» pareil avantage. »

Outre les signes énumérés plus haut, qui annoncent la perte de la fécondité de la femme, on ne doit pas omettre le déclin de l'âge, qui est encore l'indice le plus certain de l'approche de la discontinuation du flux menstruel.

§. XXXVI. On a avec raison donné le nom de *temps critique* des femmes à l'époque de la cessation complète des menstrues. En effet, on observe que plusieurs d'entre elles mènent, après cette époque, une vie languissante et accompagnée d'infirmités, tandis que d'autres jouissent, après le même temps, d'une vie beaucoup plus agréable et plus saine qu'avant la cessation absolue de leur évacuation périodique.

Au reste, décrire ici toutes les incommodités ou affections maladives auxquelles la femme est sujette dans le temps critique, serait franchir les bornes de cette Dissertation : nous renvoyons donc aux Auteurs qui ont écrit sur les maladies des femmes en général.

CHAPITRE II.

Des affections pathologiques qui précèdent ou accompagnent la première Menstruation, vers l'époque de la puberté.

§. XXXVII. Nous ne comprendrons, dans ce chapitre, que quatre espèces d'affections maladives, qui ont un rapport plus ou moins spécial avec la première éruption du flux menstruel; savoir : 1.° la rétention des menstrues; 2.° la chlorose; 3.° la nymphomanie; et 4.° l'hystérie.

ARTICLE PREMIER.

De la rétention des Menstrues.

§. XXXVIII. On s'accorde le plus généralement à regarder la menstruation comme une fonction naturelle de l'économie animale, propre au beau sexe, et qui, en Europe, s'établit vers l'âge de treize à quinze ans chez la plupart des filles. Or, si cette évacuation sanguine primitive, qui par la suite devient périodique, ne se manifeste pas aux époques fixées par la nature, on doit la considérer comme une affection morbifique à laquelle on a donné le nom de rétention des menstrues, *emansio mensium.*

§. XXXIX. La rétention des règles n'attaque pas indifféremment toutes les constitutions. On l'observe plus fréquemment chez les filles douées d'une sensibilité générale ou utérine excessive , et chez celles d'un tempérament ardent ou bilieux ; tandis qu'elle atteint rarement les sujets dont le tempérament est lymphatique ou sanguin.

§. XL. Aucun Auteur , que je sache, ·n'a jusqu'ici établi des variétés ou espèces de la rétention des menstrues. Je pense cependant que l'on peut en admettre deux espèces. Je comprends dans la première cet état de rétention des règles où le sang menstruel n'est pas fourni par les vaisseaux de la matrice, ou déposé dans la cavité de ce viscère ; la seconde espèce comprend celui où ce sang est fourni et déposé dans la cavité de l'utérus, mais y est retenu par une cause physique quelconque.

Cette division de la rétention des règles en deux espèces, quoiqu'elle semble ne dépendre que d'une diversité dans les causes, nous paraît fondée, parce qu'elle peut servir à diriger le médecin dans le traitement de l'affection.

Cependant , selon l'explication du terme *rétention* que donne le Docteur *Gardien*, il semblerait que cette division de la maladie en deux espèces serait fausse. Mais écoutons l'Auteur. « Par rétention
» des règles, dit-il, on ne doit pas entendre, comme
» semblerait l'indiquer le sens le plus naturel de
» cette dénomination consacrée par les Nosologistes,
» le séjour du sang fourni à chaque époque mens-
» truelle, parce qu'il existe un obstacle physique
» qui s'oppose à sa sortie ; on veut désigner par là

» un défaut d'écoulement , dépendant de ce qu'un
» état pathologique de l'utérus s'oppose à ce qu'il
» ne puisse s'y établir, dans le temps fixé par la
» nature, le travail propre à favoriser la secré-
» tion du sang. » (Voyez son *Traité d'Accouch.
de Malad. des Femmes*, etc., *t.* 1, *p.* 341.) Or, par
cette explication M. *Gardien* ne prétend évidemment
admettre qu'une seule espèce de rétention des règles,
celle que je désigne être la première. Mais dans
quel ordre d'affections pathologiques placera-t-il
l'espèce de rétention des menstrues qui dépend d'un
obstacle physique, et que je désigne pour la deuxième
espèce? ... Il ne l'attribuera pas, sans doute, à une
variété de la suppression des règles, car celles-ci
n'ont pas encore coulé , et par conséquent n'ont
pas encore été susceptibles d'être supprimées. ... Je
ne puis, je le répète, m'imaginer dans quelle classe
de maladies M. *Gardien* veut ou voudra ranger
cette seconde espèce. J'ai tout lieu de croire qu'il
voudra bien consentir à la distinction que j'ai établie
dans l'affection dont il s'agit.

§. XLI. Passons aux causes de la maladie. La
cause immédiate de la première espèce de la rétention des règles réside, 1.º ou dans l'inertie de la vie
ou force organique spéciale innée dans l'utérus, ou
dans une constriction spasmodique des extrémités
des vaisseaux de ce viscère ; 2.º ou dans une débilité du système vasculaire sanguin général.

Dans la seconde espèce de rétention des menstrues, le sang étant fourni et déposé dans la cavité

utérine , et par conséquent l'action du système utérin ou général ayant suffi pour l'y déterminer, l'on ne doit pas en chercher la cause immédiate dans l'action de ces systêmes, mais bien dans l'utérus considéré dans son ensemble. Or, on peut admettre pour cause immédiate de cette espèce, un état de constriction spasmodique du col ou de l'orifice de la matrice. Les issues de ce viscère peuvent encore mettre obstacle à l'éruption du sang menstruel, quand elles sont fermées par toute autre cause physique, telle que l'imperforation de la membrane hymen.

§. XLII. Ainsi, en remontant jusqu'aux causes immédiates ou primitives, on voit que l'on est fondé à admettre deux espèces ou variétés de la rétention des règles. Nous allons maintenant faire l'énumération des causes occasionnelles et prédisposantes en général.

Parmi ces causes, une constitution nerveuse tient évidemment le premier rang, ensuite un tempérament froid et sec; des émotions vives de l'ame, souvent réitérées, telles que la frayeur, la tristesse, le chagrin, la colère, l'ennui ; un amour malheureux ; des veilles excessives ; les travaux pénibles, forcés ; l'usage continuel de vêtemens trop étroits ou trop serrés ; enfin, tout ce qui tend directement ou indirectement à affaiblir la constitution individuelle, prédispose à la rétention des règles , ou la détermine.

§. XLIII. Cette affection peut être le principe

ou la source de plusieurs désordres dans les diverses fonctions de l'économie, et donner lieu à des maladies plus ou moins graves, telles que des fièvres, des phlegmasies, des névroses, des affections glandulaires, cutanées, etc. etc. Et indépendamment de ces affections pathologiques que la rétention du flux menstruel peut provoquer, elle est ordinairement accompagnée des symptômes suivans.

Si la maladie provient exclusivement du défaut de l'afflux du sang, destiné à fournir les règles, vers la cavité utérine, produit par les causes immédiates alléguées plus haut dans la première espèce, les symptômes qui se présentent sont très-variés et très-nombreux.

D'abord, il y a pâleur générale de la peau, dont la teinte est variable : la face est la partie du corps qui offre le plus de changement de couleur, elle a un aspect jaunâtre ou pâle, et paraît comme bouffie ; le corps entier est dans un état de flaccidité ; la respiration s'exécute difficilement ; la malade éprouve souvent des syncopes, des lassitudes et une faiblesse extrême ; ses pieds sont œdématisés, sur-tout vers le soir. Enfin on voit successivement paraître tous les symptômes qui caractérisent la chlorose, dont nous nous occuperons plus bas.

Si l'abord du sang menstruel a lieu, et qu'il se dépose dans la cavité utérine (seconde espèce), la malade éprouve des douleurs vagues, jointes à un sentiment de pesanteur dans la région lombaire, de l'insomnie, de la céphalalgie, de la gêne dans la respiration , des palpitations fréquentes , parfois des convulsions , des accès d'hystérie, etc. Enfin, on sait que les jeunes filles, attaquées de rétention des menstrues , peuvent éprouver tous les symptômes qui présentent l'apparence d'une grossesse commençante. C'est ainsi , et sur-tout dans cette seconde espèce, que , le sang déterminé et apporté à chaque époque menstruelle dans la matrice , ce viscère se distend , acquiert de l'ampleur, et fait participer les mamelles à l'irritation qu'il éprouve. Ces organes glanduleux se gonflent à leur tour et produisent même du lait; enfin tous les symptômes d'une grossesse, quoique simulée, s'offrent à l'observateur. Une jeune fille de quinze ans, sur la sagesse de laquelle j'avais peu lieu de douter , était dans ce cas. On la soupçonnait à tort de s'être exposée à devenir mère, lorsque , vers le septième ou huitième mois depuis le début des symptômes indiqués, elle eut une évacuation sanguine menstruelle, entièrement exempte de parties organiques. Ce cas, ainsi que plusieurs autres, prouvent combien il est facile d'être induit en erreur, en soupçonnant, au début des symptômes, les jeunes demoiselles de s'être clandestinement exposées à devenir mères. Toutefois il faut de la prudence de la part du médecin, car l'astuce se trouve parfois réunie à la fausse vertu. Dans cette espèce de rétention des menstrues, il est commun de voir se manifester des hémorragies supplémentaires par des voies insolites, telles que la suture sagittale, l'angle nasal de l'œil, le nez, etc. etc. Nous parlerons plus amplement de ces phénomènes, quand il s'agira des déviations ou aberrations de l'écoulement des règles.

§. XLIV. Dans tous les cas de rétention des règles, le médecin a quelquefois besoin de toute sa sagacité pour saisir la véritable nature de l'affection, et c'est encore sur-tout dans cette seconde espèce, qu'il doit invoquer ses lumières pour en rechercher la cause, afin de pouvoir se mettre à même de diriger les indications qui peuvent varier selon diverses circonstances dépendantes du sujet. Or, il recherchera scrupuleusement cette cause, 1.º en considérant le tempérament individuel; 2.º en examinant s'il n'est pas quelque obstacle inhérant aux parties sexuelles, qui s'oppose à l'explosion de la première crise utérine ; et 3.º si la maladie ne dépend pas d'un état de grossesse.

C'est, comme nous venons de l'observer, spécialement dans cette espèce de la rétention des règles, que le médecin doit s'armer contre l'astuce des jeunes filles criminelles, qui, après avoir succombé au délire des sens, lui demandent, sous différens prétextes spécieux, des remèdes capables de rappeler un écoulement qui, selon elles, n'est en retard que par une cause physique ou morale, telle que le chagrin, la peur, le froid des pieds, etc. Quelquefois même des filles adroites sont parvenues à tromper le médecin et à en obtenir des remèdes qui les ont fait avorter, ou ont produit d'autres

maux incalculables. Il emploiera donc toute la prudence et la circonspection que peut exiger l'examen
de l'état d'une fille (spécialement quand elle a des
mœurs suspectes) qui vient réclamer du secours
de la médecine, afin qu'il ne s'expose pas à déterminer un avortement, et, par conséquent, à être
réputé comme complice de ce crime.

§. XLV. Il s'ensuit de tout ce que nous venons
de considérer, que les moyens ou les indications
ne peuvent constamment être les mêmes dans tous
les cas de rétention des menstrues. Chaque espèce
exige des indications particulières: elles sont toutes
dirigées d'après la cause connue de la maladie.

§. XLVI. Dans la première espèce, on doit
avoir recours, 1.° aux remèdes capables de relever
la vie ou force organique spéciale innée de l'utérus,
ou à ceux capables de dissiper l'état de spasme ou
de constriction des extrémités des vaisseaux de ce
viscère; et 2.° aux moyens propres à rétablir le
ton du système vasculaire général.

Pour remplir la première indication (exciter
l'action de la matrice), on emploie tous les moyens
capables de provoquer une détermination sanguine
vers l'organe utérin; tels sont les purgatifs drastiques, la marche et autres exercices corporels, les
frictions sur le bas-ventre et les muscles abdominaux, l'immersion de ces extrémités dans des bains
tièdes. On a aussi recommandé les lavemens stimulans, les fumigations aromatiques, les bains de siége
chauds, les sangsues appliquées à la vulve, les fo-

mentations irritantes sur le bas-ventre, enfin l'application directe des stimulans, tels que l'union sexuelle. Quant aux moyens à employer dans le cas où la maladie tient à un état spasmodique des vaisseaux utérins, il est à observer qu'on doit éviter tout stimulant, soit direct, soit indirect, parce que son action pourrait déterminer un reflux sanguin vers les viscères des diverses cavités sphlancniques. Dans ce cas on aura recours aux antispasmodiques en général.

Pour satisfaire à la seconde indication (rétablir le ton du système sanguin en général), la malade fera des exercices corporels variés ; elle respirera un air libre, frais et sec; elle fera usage des bains froids au début de l'affection ; elle boira, à des doses modérées, d'un vin généreux, des infusions de substances toniques, aromatiques et amères, telles que l'écorce de citron, la camomille, l'absynthe, l'armoise, etc. ; les préparations ferrugineuses, comme la limaille de fer; ensuite on aura recours aux emménagogues, tels que la rhue, la sabine ; toutefois on ne les emploiera qu'avec beaucoup de réserve. Dans tous les cas, on aura soin d'inspirer à la malade de la gaîté, des affections agréables; enfin on l'occupera de tout ce qui peut la distraire.

§. XLVII. Le traitement de la seconde espèce de la rétention des règles doit aussi être dirigé d'après la nature de la cause. Or, la maladie dépend-elle de l'occlusion du col ou de l'orifice de l'utérus, ou de l'imperfection de la membrane hymen, l'unique moyen d'y remédier consiste à perforer cette membrane, ou à emporter tout obstacle qui se présente, pour frayer une issue libre au sang menstruel accumulé dans la cavité utérine, au moyen d'une petite opération chirurgicale. La rétention des règles est-elle due à un état spasmodique ou de constriction de l'orifice de l'utérus, on aura recours aux antispasmodiques indiqués dans la première espèce. Dans ce cas, on emploiera aussi les saignées générales ou locales, sur-tout quand la malade est d'un tempérament sanguin. Il est inutile de prescrire au médecin la conduite qu'il doit tenir à l'égard des filles assez déhontées pour venir solliciter les moyens de se procurer un avortement forcé.

Article II.

De la Chlorose.

§. XLVIII. C'est à tort, ce me semble, qu'on reproche au mot *chlorose* de ne point présenter un sens précis et déterminé, puisqu'il signifie dans la langue grecque, à laquelle on rapporte son origine, tantôt un jaune pâle, tantôt une pâleur avec une teinte verdâtre. Mais cette acception rend le choix de cette dénomination plus convenable ; car ces deux nuances, de l'aveu de tous les praticiens, caractérisent également cette affection.

Quoique le mot χλοερος, d'où est dérivé *chlorose*, soit employé par le Père de la médecine, il ne paraît pas que ce soit pour désigner la maladie dont je me propose de traiter amplement dans cet article ; aussi ne la trouve-t-on pas , ou sous ce nom, ou sous tout autre, chez les Médecins Grecs ou Latins dont les ouvrages nous sont parvenus.

Ce terme , quoique dérivé du grec, ne paraît donc pas avoir été employé par les anciens dans l'acception actuelle : il est d'invention moderne. *Sauvages* paraît l'attribuer à *Sennert ;* mais, avant lui, *Ranchin* et *Varadeus* s'en étaient servis. Je n'ai pu le trouver dans des Auteurs plus anciens, et on ne voit pas sur quel fondement *Franck*, dans une thèse soutenue à *Heidelberg* en 1680, prétend que les Grecs du Bas-Empire avaient employé cette dénomination pour désigner la maladie dont je m'occupe.

§. XLIX. *Jean Langius*, ou *Jean de Lange*, qui vivait au commencement du seizième siècle, est le premier qui ait décrit la *chlorose* comme une maladie particulière, qui, jusqu'à lui, avait échappé aux Médecins. Elle était par conséquent sans nom scientifique ; mais il ajoute que ses compatriotes, les femmes du Brabant, l'appelaient en leur langue la *fièvre blanche* ou la *fièvre d'amour*.

§. L. Cette dénomination est assez naturelle, et se présente assez facilement à l'esprit, pour croire que ceux qui l'ont employée dans la suite n'aient pas eu besoin de l'emprunter. Des termes analogues sont en usage en Allemagne, où, dans la langue du pays, cette maladie est connue sous les noms de *bleich-sucht*, *das weisse fieber*, *das liebes fieber*.

C'est ainsi que *Mercatus* a désigné cette maladie sous le nom de *febris alba*. Il lui a aussi donné le nom de *virginum obstructiones*; comme en Allemagne on l'appelle quelquefois *die jung fern krankheit* (la *maladie des jeunes filles*). *Baillou*, *Ranchin*, et presque tous les Auteurs français qui les ont suivis, ont traduit la dénomination vulgaire de *pâles couleurs* par *fœdi colores* : quelques-uns ont employé celle d'*ictère blanc*. *Sydenham* les a imités ; il s'est servi de l'expression de *pallidi colores*, quoiqu'en sa langue on ait employé celle de *maladie verte* (*the green sickness*), qui répond fort bien à une des significations du mot *chlorose*.

§. LI. Tous les Auteurs que je viens de citer ont évidemment en vue la même maladie ; ils sont même assez d'accord sur la nomenclature, puisqu'elle n'offre dans les idées qu'elle exprime que de légères nuances. Mais la même uniformité ne règne pas chez les autres médecins qui ont décrit cette maladie : les uns prétendent que cette affection n'appartient qu'aux jeunes filles à l'âge de puberté ; d'autres, que les hommes y sont également sujets. On a tantôt réuni la *chlorose* à la *cachexie ;* tantôt on les a séparées, en attribuant l'une aux femmes, et l'autre aux hommes. Dans cette discordance, qui pourrait bien n'être qu'apparente, cherchons si, dans les diverses descriptions qu'on a données de cette affection, il n'y a pas quelques symptômes communs essentiels qui suffisent pour constater une maladie.

§. LII. Tous sont d'accord qu'elle atteint les jeunes filles vers l'âge de la puberté. J'examinerai dans la suite si elle peut survenir à d'autres époques de la vie, et si les personnes de l'autre sexe peuvent en être atteintes.

§. LIII. Les symptômes suivans, que l'on trouve dans toutes les descriptions de cette maladie, suffisent pour la faire reconnaître. Le premier, comme je l'ai déjà remarqué, est la pâleur générale de la peau, qui prend une teinte variable, suivant les individus et suivant des causes qu'il est difficile d'apprécier. Tantôt, comme l'étymologie de la dénomination l'indique, la teinte est jaune, tantôt verdâtre, mais cette dernière est plus rare. L'altération de la coloration est plus marquée à la face que par-tout ailleurs, et s'étend même aux lèvres et aux gencives. Le nez et les parties voisines prennent une couleur un peu plombée, et c'est là sur-tout que se manifeste la teinte verdâtre, lorsqu'elle existe. La sclérotique ne participe que peu à l'altération de la couleur; elle perd seulement de son éclat, et paraît sèche et d'un blanc mat. Les paupières sont cernées, et les yeux languissans. La peau, en général, est sèche, molle et flasque.

Le pouls est petit et faible; le moindre mouvement l'accélère. Le cœur éprouve souvent des palpitations, qui augmentent par la même cause, sous l'influence de laquelle peut survenir la syncope.

La respiration est laborieuse, haletante par le moindre effort, sur-tout lorsqu'on monte un escalier, ce qui oblige souvent les malades à s'arrêter en chemin. Elles sont sujettes à des pendiculations fréquentes.

L'appétit est diminué, et même souvent perverti. La soif est souvent plus grande que de coutume. Les malades recherchent ordinairement des assaisonne-mens qui agissent fortement sur l'organe du goût, tels que le vinaigre, le sel, le poivre ; les alimens gras leur causent de l'aversion. Elles sont ordinaire-ment constipées : alors les déjections alvines sont sèches et en petite quantité. Cependant un flux de ventre n'est pas un symptôme très-rare dans cette maladie. L'urine est peu abondante , blanche et limpide.

Elles éprouvent un sentiment général de langueur, de faiblesse, de fatigue, de pesanteur , et une aver-sion marquée pour le mouvement. Aussi l'exercice, dont elles sont très-peu susceptibles, les accable bientôt, sur-tout lorsqu'elles vont en montant, et produit , comme je l'ai déjà remarqué , des pal-pitations et des essoufflemens.

Elles ont une grande propension au sommeil ; et quoiqu'il soit agité et peu restaurant, on a de la peine à les éveiller. Elles sont sujettes à une céphalalgie habituelle , à des anxiétés précordiales, à des tintemens d'oreilles et des vertiges.

§. LIV. L'ensemble des symptômes que je viens

de décrire présente un tableau fidèle de la *chlorose* dont sont atteintes les filles à l'âge de puberté, et se retrouve dans presque tous les cas de cette espèce. Mais il ne suffit pas d'énoncer les symptômes coexistans, il faut aussi les tracer dans l'ordre suivant lequel ils se succèdent ; ce qui constitue la marche de la maladie et sa terminaison.

§. LV. Si la nature ou l'art ne peuvent combattre avec succès la cause qui produit cette affection, elle doit nécessairement marcher vers une terminaison funeste. Je ferai voir, lorsqu'il s'agira des variétés de cette maladie, quelle est la part de la nature, et quelle est celle de l'art dans la guérison de cette affection. Mais on conçoit que, dans une maladie où tous les organes paraissent, dans la plupart des cas, frappés d'atonie, la nature a peu de ressource pour rétablir la santé.

C'est pourquoi, lorsqu'elle n'a pu opérer une révolution salutaire en réveillant un organe qui, jusqu'à cette époque, a été pour ainsi dire assoupi et à l'abri de l'action de la cause morbifique, ou que les efforts de l'art ont été inefficaces pour aider la force médicatrice, la maladie conduit plus ou moins rapidement à la mort.

§. LVI. Les symptômes que j'ai déjà énumérés persistent et prennent plus d'intensité. Il vient une époque, qui ne peut pas être déterminée, où la malade, qui à la vérité avait été sujette à des troubles momentanés de la circulation, commence à éprouver de légers accès d'une fièvre passagère.

Ce mouvement fébrile ne tarde pas à se reproduire et à prendre tous les caractères d'une *fièvre hectique*. Elle paraît sur-tout le soir, et cesse le matin; ensuite elle devient le plus souvent continue, avec des exacerbations marquées ordinairement vers le soir et le matin. Ces symptômes durent également pendant un temps indéterminé, jusqu'à ce qu'enfin se déclarent les symptômes funestes qui caractérisent la troisième période, et qui consistent dans une sueur et une diarrhée colliquatives, et le marasme, avant-coureur de la mort.

§. LVII. Telle est la marche que suit la *chlorose*, et tel est son caractère général, lorsqu'on fait abstraction des variétés et de l'influence du traitement; mais il y a des circonstances qui la modifient, et sous le rapport des symptômes, et sous le rapport de son cours. Les variétés de cette maladie étant, comme dans presque tout autre cas, relatives aux causes prochaines et déterminantes, il est impossible de séparer son étiologie des modifications correspondantes, si l'on veut éviter de se perdre dans le vague.

§. LVIII. Je considérerai d'abord les variétés de la *chlorose* et leurs causes relativement à l'âge qui précède le développement de la menstruation; ensuite j'examinerai celles qui correspondent à l'époque qui la suit.

§. LIX. La variété la plus fréquente, de l'aveu des Auteurs, est celle qui se présente chez les jeunes filles vers l'âge de la puberté, et qui dépend principalement du développement précoce de l'amour. Cette passion, trompée dans son espoir, agit sur toute l'économie, et particulièrement sur l'utérus, qui, à cette époque, au lieu de prendre une activité nouvelle propre à imprimer un mouvement salutaire aux fonctions en général, languit sous l'influence de cette cause déprimante, et jette tous les autres organes dans la même inertie.

§. LX. On sent bien que cette variété doit se distinguer par les symptômes que l'affection de l'ame ajoute à ceux que présente la vie organique. La *mélancolie* que fait naître une passion malheureuse n'est que trop connue pour qu'il faille entrer dans les détails des phénomènes qu'elle ajoute à ceux que j'ai déjà décrits. Ce n'est pas que les personnes qui en sont atteintes n'aient le désir d'en cacher la cause à tous ceux qui les entourent, et n'emploient souvent beaucoup d'art pour tromper le regard scrutateur du médecin. Elles refusent obstinément de céder à ses sollicitations pressantes pour en obtenir un aveu qui leur coûte toujours, et qu'elles croient inutile, parce qu'elles regardent leur mal comme au-dessus des ressources de l'art. Mais le vrai médecin, qui ne s'est pas borné à étudier les phénomènes du corps, mais qui s'est également appliqué à observer ceux de l'ame, ne s'en laisse pas facilement imposer en pareille occasion. L'âge où se développe toujours cette passion le met sur ses gardes, et l'expression de la physionomie, ainsi que le caractère général de sensibilité de la jeune personne, lui font bientôt soupçonner la cause, qu'il peut alors découvrir avec assez de certitude.

Cette cause, suivant sa violence, peut modifier diversement les phénomènes de la vie organique. C'est sur-tout sous son influence que le système circulatoire est le plus affecté ; le pouls est plus précipité, les palpitations plus fréquentes ; et c'est dans cette variété que se développe plus tôt, et que l'on observe plus fréquemment la fièvre dont j'ai parlé dans la description générale, et qui a fait donner à cette maladie la dénomination de *febris amatoria*. Telle est quelquefois l'intensité de cette cause, que la *chlorose* qui en résulte peut n'être qu'une affection secondaire, tant elle peut produire de ravages dans les facultés intellectuelles et dans les autres fonctions.

Quant à la marche de cette variété, elle est susceptible d'être modifiée par plusieurs circonstances. Les symptômes peuvent cesser, et la santé se rétablir avec une promptitude qui tient du prodige, si un changement heureux satisfait la passion qui jusque-là avait été contrariée, et réunit la personne à l'objet qu'elle désire. Toutes les fonctions, déprimées jusqu'alors, se rétablissent avec une rapidité étonnante, comme un corps élastique qui reprend son premier volume lorsqu'on enlève le poids dont il était chargé.

Quand même la passion ne serait pas satisfaite, il y a lieu d'espérer que la nature pourra avec le temps en arrêter le cours, sans conduire la maladie à une terminaison funeste. Le temps, ce grand agent de la nature, affaiblit toutes nos passions. Comme il calme la joie, il adoucit le chagrin, qui finit par disparaître sous son influence. Alors la cause étant détruite, pourvu qu'elle n'ait pas agi pendant un trop long espace de temps, permet aux organes de se rétablir, s'ils n'ont pas été trop profondément lésés. D'ailleurs, dans les constitutions où l'appareil sexuel était destiné à avoir une grande activité, on peut espérer qu'il surmontera les obstacles qui s'opposent au développement de ses fonctions.

§. LXI. Des causes différentes, mais qui ont quelque rapport avec celles que je viens d'indiquer, peuvent, à cet âge, donner naissance à la *chlorose.* Lorsque l'utérus et les autres organes sexuels se trouvent dans un état d'inertie sans qu'on puisse en déterminer la source, ce qui tient probablement à l'organisation, la *chlorose* peut alors provenir de son défaut d'action sur les autres organes de l'économie, qui, à cette époque, ont besoin de son influence, comme stimulant et comme émonctoire.

Il est évident que cette variété doit, en général, présenter moins d'intensité dans les symptômes et une marche beaucoup plus lente. On ne doit cependant pas s'attendre en général à en voir terminer le cours par d'autres moyens que ceux de l'art, ou par les événemens ordinaires de la vie, qui développent l'activité languissante de l'appareil sexuel.

§. LXII. Une lésion contraire des propriétés de cet organe peut conduire au même résultat général, mais avec des modifications propres à cette variété;

je veux parler d'une excitation trop vive et précoce de la sensibilité de ces parties, soit qu'elle provienne de la constitution, ou que des causes inconnues la favorisent, soit enfin qu'un vice honteux l'ait provoquée. En ce cas, les symptômes prennent une teinte particulière qu'ils empruntent à l'*hystérie*; et si l'excitation naturelle ou artificielle est trop vive, il peut en résulter, comme dans la première variété dépendante de l'amour, des lésions plus grandes encore que les symptômes qui constituent la *chlorose*, telles que la *nymphomanie*, etc.; alors la *chlorose* ne doit pas être regardée comme la maladie essentielle.

Les degrés de cette variété doivent donc différer et pour le nombre et l'intensité des symptômes, et pour la durée et la terminaison de l'affection. La nature et l'art ont ici moins de ressource que dans les cas précédens; car il est en général plus facile d'exciter que de calmer, et qu'ici la possession de l'objet désiré est une source de nouveaux désirs. C'est principalement à l'art que la terminaison heureuse de cette maladie est réservée, comme on le verra lorsqu'il s'agira de la thérapeutique.

§. LXIII. Je viens de passer en revue les principales variétés de la *chlorose* dépendante de l'âge de la puberté avant l'éruption des règles.

§. LXIV. D'autres causes peuvent aussi la produire; mais elles n'ont pas de rapport spécial avec l'époque que je viens d'indiquer. En effet, on voit, *à priori*, et l'observation le confirme, que diverses causes débilitantes générales peuvent amener la *chlorose* ; mais alors elles la développent dans divers âges qui précèdent la puberté. Parmi les symptômes qui caractérisent la maladie , on doit alors retrancher ceux qui dépendent de la rétention des menstrues.

§. LXV. Parmi les causes qui agissent avec le plus de force, il faut placer au premier rang celles qui portent leur influence sur le système capillaire de la peau. C'est ainsi qu'un air froid et humide est sur-tout propre à développer la *chlorose* chez des individus d'une constitution faible et d'un tempérament lymphatique, lorsqu'ils y sont habituellement exposés.

Le défaut d'exercice est une autre cause non moins puissante chez des individus de cette espèce, en ce qu'elle agit non-seulement en diminuant l'activité du système capillaire de la peau, mais aussi en affaiblissant celle des fonctions de tous les autres organes.

La privation de la lumière, sur-tout s'il s'y joint une certaine altération dans la pureté de l'air, agit puissamment pour développer la *chlorose*, comme dans les prisons et les mines.

§. LXVI. Parmi les causes générales qui portent leur première influence sur quelques-uns des principaux appareils de l'économie, on ne doit pas oublier celles qui ont rapport aux organes digestifs. C'est ainsi que l'usage d'alimens malsains, ou qui contiennent peu de matière nutritive , est très-

propre, à la longue, à produire cette affection. En
pareil cas, cette maladie est le résultat des altérations de la digestion. C'est alors que l'on voit précéder les diverses lésions et perversions de l'appétit, qui sont beaucoup plus prononcées et plus
multipliées que dans les variétés précédentes. Elles
se distinguent en outre par leur antériorité, et
donnent à cette variété une empreinte particulière
tirée de la cause et de la nature des lésions domi-
nantes; c'est pourquoi le *pica*, très-fréquent dans
cette variété, a été mal à propos regardé comme
un des symptômes pathognomoniques de la *chlorose*. On voit cependant qu'il n'a de rapport bien
direct qu'avec la variété dont il s'agit, et que même
il n'y existe pas toujours.

Il y a une autre cause qui a des rapports
avec celles que je viens d'indiquer : je parle des
vers, qui, entre les diverses maladies auxquelles
ils peuvent donner naissance, occasionnent aussi
l'affection dont je m'occupe. Il est évident, d'après
la nature des causes que je viens d'exposer, qu'ils
doivent agir sur les différens âges qui précèdent
la puberté, comme ils peuvent étendre leur influence au-delà; mais on conçoit facilement qu'ils
doivent le plus souvent développer la *chlorose* à
cette époque.

§. LXVII. Des Auteurs très-dignes de foi assurent
avoir vu les principaux symptômes que j'ai énumérés
dans la description générale, chez des filles long-
temps avant l'âge de la puberté. La cause qui, à

cette époque , la produit le plus souvent , est la présence des vers dans le canal intestinal. Elle provient aussi d'une constitution cachectique , soit de naissance , soit acquise par les causes générales que j'ai assignées.

§. LXVIII. J'ai examiné les diverses causes qui peuvent développer la *chlorose* chez les filles à l'âge de la puberté et avant cette époque. J'ai indiqué les variétés correspondantes. Je passerai maintenant à celles qui ont un rapport spécial aux personnes de ce sexe après la première éruption des règles.

§. LXIX. Je ne dois point répéter que les causes générales débilitantes, qui portent leur action af-faiblissante sur toute l'économie, peuvent exercer plus ou moins leur influence à presque toutes les époques de la vie. Il ne s'agira plus que des causes spéciales qui sont en rapport avec les personnes de ce sexe à la période que je viens d'indiquer.

§. LXX. La cause la plus fréquente est sans con-tredit celle qui produit la suppression de la mens-truation. Quoique la suppression des menstrues soit loin d'occasionner le plus souvent cette maladie, puisqu'elle donne ordinairement naissance à la plé-thore, aux congestions locales et aux maladies ac-tives qui en dépendent, elle peut, chez des sujets faibles et lymphatiques, développer cette affection, comme le prouvent des observations de praticiens célèbres.

La suppression de la transpiration est la cause qui arrête le plus souvent le flux menstruel , lors-

que la *chlorose* en est la suite. Les signes qui caractérisent la rétention des règles, tels qu'une pesanteur ou des douleurs aux régions lombaire et
hypogastrique, des coliques plus ou moins vives,
se joignent aux symptômes généraux de la maladie.

§. LXXI. La marche et la durée de cette variété
diffèrent suivant que la personne qui en est atteinte
est fille ou mariée. L'état de la seconde variété est
beaucoup plus favorable au rétablissement de la
menstruation, par la cohabitation avec un mari,
et par la grossesse. Dans la première, la nature
peut avoir quelques moyens pour rétablir la santé,
mais c'est en général de l'art qu'il faut l'attendre.

§. LXXII. Parmi les femmes mariées, il y en a
qui, pendant la grossesse, tombent dans un état qui
présente un grand nombre des symptômes de la
chlorose ; mais ces symptômes, dépendant de l'état
de gestation, disparaissent avec elle, et se développent particulièrement chez des personnes faibles et
lymphatiques, et chez qui la grossesse produit une
perversion de la sensibilité générale.

§. LXXIII. La *chlorose* est-elle particulière au
sexe féminin? En théorie on ne voit rien qui puisse
nous le faire croire, puisque les causes générales que
j'ai énumérées doivent produire un effet analogue
sur l'homme. Mais il est évident qu'elle doit en général être moins fréquente, à cause de la différence
des fonctions des organes sexuels qui exercent une
si grande influence sur les femmes.

Il me suffit de citer, parmi les anciens, *Fernel,*

Forestus, *Félix Plater* et *Fitz-Gérald*; et parmi les modernes, le célèbre *Cabanis*, que l'Ecole de Paris regrette encore, et un autre Professeur que cette Faculté se glorifie de posséder dans son sein. (M. *Hallé*), pour prouver que les principaux symptômes de la *chlorose* peuvent se manifester chez l'homme, dans l'enfance et l'âge adulte. On doit seulement, dans l'énumération des symptômes de cette maladie chez l'homme, retrancher ceux des organes sexuels chez la femme.

§. LXXIV. Les affinités de cette affection avec d'autres ont été déjà pressenties en parlant de ses diverses variétés. Ainsi on a vu que la première pouvait se combiner avec la *manie*, et devenir alors une affection secondaire ; que l'*hystérie* et la *nym-phomanie* pouvaient se développer en même-temps, particulièrement dans la variété dépendante de l'exaltation de la sensibilité des organes sexuels chez la femme ; que la *boulimie*, et sur-tout le *pica*, ainsi que les autres perversions de la sensibilité de l'estomac, étaient une complication fréquente dans la variété qui résulte des diverses lésions de la digestion, provenant principalement de l'usage des alimens peu nourrissans.

Lorsque les *chlorotiques*, sous l'influence de certaines saisons, contractent une fièvre, elle paraît être de nature muqueuse, comme nous pourrions peut-être le conclure de la théorie, et sur-tout d'après la pratique de *Stoll*.

§. LXXV. Les maladies qui peuvent résulter de

la présence de la *chlorose* sont relatives aux constitutions individuelles. En général, il y a une disposition à la *leucophlegmasie*. L'organe le plus faible, ou celui qui y est porté par une disposition organique, devient souvent le siége d'une altération de tissu.

De ces dégénérations, la plus fréquente paraît être la *phthisie tuberculeuse des poumons* chez les adultes. Au second rang se trouvent les altérations des ovaires ou de la matrice, celles de quelques-uns des autres organes renfermés dans le bas-ventre, tel que le foie, et, chez les enfans, l'affection du mésentère et de ses glandes, que l'on nomme le *careau.*

Je ne parlerai point des affections dont la *chlorose* peut être le symptôme ; je renverrai à cet égard aux maladies qui peuvent en revêtir la forme.

§. LXXVI. Quant au prognostic, on se rappellera qu'en parlant de chaque variété, j'ai indiqué en général quel était l'espoir que pouvait nous inspirer la nature ou l'art relativement à la terminaison heureuse de cette maladie.

§. LXXVII. Comme il est évident, d'après l'histoire générale de la *chlorose* et de ses modifications dans les diverses variétés que je viens d'indiquer, que toutes les fonctions sont dans un état de langueur, il y a une indication générale qui consiste à employer les moyens qui ont la propriété de donner aux organes la force qui leur manque pour remplir convenablement leurs fonctions, et, par conséquent, pour rétablir la santé.

Les deux moyens tirés de l'hygiène, qui conviennent dans tous ces cas, sont ceux qui ont rapport au système cutané et à l'appareil locomoteur.

De tous les agens qui ont une grande efficacité pour réveiller l'action engourdie des capillaires de la peau, les frictions sont le plus énergique. Ce moyen, souvent recommandé dans les ouvrages, mais peu employé dans la pratique de ce pays, produit un effet plus salutaire dans cette maladie que dans toute autre. On doit les pratiquer avec un tissu chaud un peu irritant, tel que la laine, si la trop vive sensibilité de la peau ne s'y oppose pas. Si ce tissu irrite trop, il faut y substituer un tissu de lin.

Ces frictions produisent beaucoup plus d'effet après un bain de courte durée ; car, quelle qu'en soit la température, un bain prolongé ne manque pas d'affaiblir. Il n'en est pas de même lorsque l'immersion est peu prolongée ; il agit alors principalement par sa température, et produit en même-temps les effets secondaires connus, tels que ceux de nettoyer la peau, etc. Quant à la température, elle ne doit pas être la même dans tous les cas.

Cependant, comme le bain chaud convient alors dans presque tous, je parlerai ici de son action, et j'indiquerai ailleurs le cas qui fait exception. Dans tous les autres, la sensibilité générale est plutôt engourdie qu'exaltée. C'est pourquoi la température élevée des bains est un stimulant très-convenable pour éveiller l'action des capillaires de la surface: ils tendront alors à admettre plus facilement le sang, qui, dans cette maladie, paraît y aborder à peine. Son action d'ailleurs s'étend au reste de l'économie, dont les organes sont réveillés par son influence bienfaisante.

L'appareil locomoteur se sent fortifié par son action et par celle des frictions dont je viens de parler, et qui doivent se succéder. La répugnance que les malades éprouvent ordinairement pour l'exercice diminue, et, leurs forces étant accrues, ils peuvent s'y livrer avec plus de facilité et d'avantage. A quoi bon recommander l'exercice dans une affection où il est si pénible, et cependant si nécessaire, à moins que l'on ne donne et la force et la volonté d'agir?

Il est évident que l'exercice, en pareil cas, doit être proportionné aux forces ; et, pour que l'esprit soit en même-temps excité et disposé au mouvement, on doit toujours se proposer un but dans la promenade. Le genre d'exercice qui convient le plus est, ou la marche à l'air libre, ou l'agitation dans une voiture. Quant à l'équitation, elle ne convient point dans toutes les variétés; elle est contre-indiquée dans celle où il y a une trop grande sensibilité de l'utérus ; mais elle est très-utile dans les autres variétés, lorsque les forces le permettent.

L'insolation n'est pas non plus un moyen qui puisse convenir dans tous les cas. En général, l'ardeur du soleil doit être évitée, comme un trop fort excitant propre à jeter dans la stupeur et à déterminer ou augmenter la céphalalgie, qui est presque un symptôme constant dans la *chlorose*. Cependant la lumière douce du soleil qui ne parvient pas directement, et que les chimistes appellent *lumière diffuse*, est utile dans presque tous les cas.

Il est évident que la température de l'air la plus favorable est celle d'une chaleur modérée. C'est pourquoi le printemps et les jours des deux autres saisons où règne cette température sont les plus propices à la guérison de cette maladie. Mais il importe en même-temps que l'état hygrométrique la favorise ; car autant l'humidité est pernicieuse en pareil cas, autant l'état sec de l'air est salutaire.

Il est presque inutile d'ajouter que l'habitation doit réunir toutes les conditions que je viens d'indiquer, et auxquelles on doit ajouter une exposition aérée à l'abri du souffle des vents violens.

Les vêtemens qui conviennent le plus sont, en hiver, les gilets de laine, et en été, des chemises de coton, non-seulement pour entretenir une température plus égale, mais aussi pour exciter habituellement la peau par la nature de leur tissu. Il y a cependant une exception à cet égard, qui est la même que celle que j'ai déjà désignée en parlant des bains chauds et de l'équitation.

Les règles qui ont rapport à la nourriture ne peuvent pas être générales ; elles ne s'étendront pas à la variété qui dépend des alimens de mauvaise nature, et à celle où la sensibilité de l'utérus est trop exaltée : les préceptes qui conviennent dans les autres cas n'y seraient point applicables. Je me réserve de faire connaître, en parlant de ces variétés, les exceptions relatives à la diète. Mais, dans les autres cas, il est évident qu'on doit employer des alimens nourrissans et excitans, appropriés au goût, à l'idiosyncrasie et aux forces digestives du sujet. Il faut, dans le choix des mets et des boissons, avoir égard à l'état de resserrement ou de relâchement du ventre, et employer ceux qui produisent un état contraire.

§. LXXVIII. On conçoit l'importance d'insister sur ces moyens, et d'apporter le plus grand soin à leur emploi, puisqu'il en résulte un plus grand avantage peut-être que des médicamens tirés de la pharmacie.

Parmi ceux qu'elle nous offre, il y en a quelques-uns d'une grande efficacité, qui peuvent convenir dans tous les cas, et que l'on ne doit jamais négliger d'employer, quoiqu'on ne puisse pas se flatter de les administrer toujours avec succès.

A la tête de ceux-ci on remarque le *fer*, métal aussi utile en médecine qu'indispensable dans les arts. Il a cet avantage, que son emploi remplit en même-temps plusieurs indications, et qu'il convient ainsi, peut-être sans exception, à toutes les variétés de cette maladie.

Combien il serait à désirer que ses effets immédiats fussent étudiés avec plus de soin! Son utilité en général est bien reconnue; mais son mode d'action, les divers tissus, les appareils ou les or-

ganes en particulier sur lesquels il agit plus particulièrement ne sont pas suffisamment appréciés.

Il est d'autant plus difficile de déterminer ses
divers effets, qu'il agit peu sur la sensibilité générale et particulière. Il annonce seulement sa présence dans l'économie, sous ce rapport, en causant
à l'estomac un sentiment de pesanteur et de mal-
aise lorsque la dose est trop forte pour cet organe.
Si la personne qui en fait usage n'en ressent pas
manifestement les effets, le médecin qui examine
l'état de ses fonctions aperçoit à peine les changemens qu'il y rapporte. On sait que les déjections
alvines en représentent la trace par la couleur
noire qu'il leur communique.

Ses autres effets immédiats sont inconnus. Mais
comme ses effets éloignés consistent à rétablir le
cours du sang dans le cas de suppression de la
menstruation, à ramener un teint fleuri sur des
joues frappées de pâleur, et que ses effets nuisibles
consistent quelquefois à favoriser des hémorragies
pulmonaires chez des personnes sujettes à l'hémo-
ptysie, s'il est vrai que cette observation est bien
constatée, on doit en conclure qu'il agit sur le
système capillaire sanguin, ou sur le sang lui-même.
Il est possible que l'une et l'autre de ces opinions
soient vraies.

La présence du *fer* que tous les *analystes* trouvent dans le sang paraît y être un élément nécessaire. Sans déterminer la part qu'il peut avoir dans
la coloration de ce liquide, et qui semble être réelle,

d'après les recherches du célèbre *Berzelius*, il est très-présumable que le *fer*, administré dans cette maladie, est absorbé, porté dans le torrent de la circulation (peut-être, suivant le même chimiste, à l'aide de l'albumine, qui a la propriété de le dissoudre), et qu'il modifie la composition de ce liquide, où *Berzelius* l'a trouvé en plus grande quantité qu'on ne l'avait soupçonné.

Quant aux organes sur lesquels il porte une influence spéciale, on voit, d'après ce que je viens de dire, que ce sont l'utérus, et peut-être les poumons. A l'égard de l'estomac, sur lequel il agit d'une manière marquée, il paraît être particulièrement efficace dans les cas d'altérations de l'appétit qui ne dépendent pas d'un embarras gastrique ou intestinal, et où les propriétés nerveuses sont principalement lésées. Quant au mode d'action sur les différens systêmes et organes dont je viens de parler, il a été classé parmi ceux auxquels on a donné le nom de *toniques*, qui ne produisent point d'excitation marquée, et se trouve par conséquent placé à côté des amers.

Il paraît aussi, d'après son influence sur l'estomac, dans les cas que je viens d'indiquer, qu'il a une action *sédative*, au moins sur une partie du systême nerveux. On verra d'ailleurs qu'il exerce un pareil effet sur une autre partie de cet appareil, lorsqu'il s'agira du traitement de quelques-unes des variétés de cette maladie.

Parmi les diverses préparations de ce médicament

et ses divers modes d'administration , la limaille paraît mériter la préférence : je crois qu'elle est fondée sur l'observation des praticiens.

Si je pouvais m'appuyer d'un petit nombre d'essais comparatifs que j'ai faits de ce métal et de son *oxyde noir* (*deutoxyde*), je dirais que l'estomac en est moins incommodé lorsque la dose que l'on en prend est un peu trop grande. Cependant *Gren*, dans son excellent traité de Matière médicale, donne la préférence à l'*oxyde noir ;* mais il s'est fondé plutôt sur les opinions théoriques tirées de la chimie que sur l'observation pratique.

Quant à l'*oxyde rouge* (*tritoxyde*) soit seul ou combiné avec l'*acide muriatique*, cette préparation paraît moins utile. Je ne sais cependant si le *muriate de fer au maximum* (*trito-muriate de fer*) n'est pas préférable à l'*oxyde rouge* seul.

Combien ne nous manque-t-il pas d'observations qui devraient faire partie de la science, et qui ont été probablement faites par les praticiens, mais qui restent ensevelies ! Il est à espérer qu'à cette époque, où l'on a fait quelques recherches très-intéressantes sur plusieurs médicamens, et où l'on a suivi une marche expérimentale sévère, on les poussera plus loin, et qu'on parviendra à placer la matière médicale sur des bases plus fermes.

Il est rare qu'on administre le fer seul, à moins que ce ne soit en suspension dans l'eau, qui alors est appelée *eau ferrée.*

Les Allemands emploient avec avantage, à ce

qu'ils assurent, un bain que l'on imprègne de ce métal. On pourrait imiter leur exemple, non avec la confiance d'employer un médicament efficace, mais pour observer les effets de ce nouveau moyen.

Les substances que l'on associe au fer dans les préparations solides sont d'abord les *amers*, qui sont doués d'une partie de ses propriétés; et parmi eux on donne sur-tout la préférence au *quinquina*. Mais comme cet *amer* ne convient pas à tous les estomacs et à toutes les constitutions, on peut y substituer, dans certains cas, d'autres analogues. On y associe ordinairement quelque *aromatique*, tel que la *canelle* et autres, en petite quantité; ce qui excite l'estomac engourdi, et favorise la digestion du *fer*.

Comme, dans la description générale de la maladie, j'ai indiqué l'état de constipation comme étant le plus ordinaire, on conçoit qu'il faut employer de temps en temps de doux laxatifs pour entretenir la liberté du ventre. Dans le cas où il serait relâché, il conviendrait de donner de petites doses de *rhubarbe*, ou quelquefois de l'*opium*, lorsque cet état de relâchement paraît dû à une trop grande sensibilité de la partie.

§. LXXIX. Voilà le traitement qui paraît convenir à tous les cas, mais qui cependant exige que d'autres moyens le précèdent ou l'accompagnent dans les diverses variétés.

§. LXXX. A l'égard des modifications qui appartiennent à la première, on conçoit que le traitement moral doit être ajouté, et que seul il suffirait pour rétablir la santé, si on avait toujours le choix des moyens; si, à l'exemple d'*Erasistrate*, on savait deviner la cause, et si l'on pouvait, comme lui, réussir à l'éloigner. Cependant, si l'on n'avait ni sa sagacité, ni son adresse, ni son bonheur, on se rappellera peut-être ce que j'ai dit de l'influence du temps, qui a une si grande part dans les moyens que nous employons pour parvenir à une heureuse guérison.

§. LXXXI. Comment espérer en effet que la cause toujours subsistante dans toute son énergie puisse être combattue avec succès? Il est vrai que l'on peut en partie balancer ses effets en cherchant à produire dans le corps des mouvemens contraires. C'est pourquoi le traitement général qui a été indiqué ne doit pas être négligé. Il soutient le corps et lui permet de résister à l'action déprimante de l'ame, jusqu'à ce que, son influence diminuant, les fonctions organiques puissent obéir avec plus de facilité à l'impulsion du traitement, et se rétablir dans leur premier état. Le traitement que j'ai indiqué, et sur-tout l'usage du *fer* avec les substances qui doivent y être ajoutées, remplit ici une double indication par son action sur le système capillaire de l'utérus, dont il peut réveiller l'action en rétablissant l'écoulement menstruel. Un pareil effet est un signe des plus favorables du rétablissement de la santé du corps, quoique la plaie que l'ame a reçue ne soit pas encore fermée.

§. LXXXII. Suivant les cas particuliers où des

symptômes nerveux se développent avec trop d'intensité, comme il arrive sur-tout dans cette variété et dans la troisième, il faudra avoir recours aux antispasmodiques qui paraîtront les plus appropriés aux tempérament et constitution individuels ; mais on ne peut donner à cet égard aucune règle précise ; le choix définitif doit être déterminé plutôt par des essais successifs et par ce que l'on peut appeler le *tact médical*, que par les lumières de la théorie. Cependant on sait qu'on a employé avec succès des médicamens nervins, auxquels on a donné le nom de *gommes-résines*.

§. LXXXIII. Dans les cas sur-tout où il y aurait quelques signes d'efforts menstruels, il serait bon d'associer aux moyens déjà recommandés, si leur usage paraît insuffisant, quelques substances tirées du règne végétal, dont le long usage a constaté l'efficacité, pour déterminer le flux sanguin de l'utérus.

Parmi celles-ci, on doit mettre au premier rang la *rhue*, employée depuis une haute antiquité, et préconisée par elle dans certaines affections nerveuses plus rebelles encore que la maladie dont je m'occupe. La vertu de ce médicament paraît résider spécialement dans l'*huile essentielle* de la plante, et dont *Boerhaave*, cet illustre et heureux praticien, fait le plus magnifique éloge, sur-tout dans le cas d'*aménorrhée*. On peut alors substituer à l'aromate dont j'ai parlé ci-dessus quelques gouttes de cette *huile volatile*.

La *sabine* est une autre plante non moins cé-

lèbre, et dont l'usage ne doit pas être rejeté à cause
des effets nuisibles qui en ont quelquefois résulté.
Mais de quel médicament ne peut-on pas abuser ?
La pratique journalière, sur-tout dans les campa-
gnes, où on l'emploie très-fréquemment, atteste et
son utilité et son innocuité, lorsqu'on l'emploie
même avec peu de précaution ; mais on peut invoquer une pratique plus sévère et plus savante, celle
du célèbre *Huffeland*, qui en a fait un grand usage
à très-haute dose avec un grand succès. *Rave* l'a
employée contre la *goutte* à la dose d'*un demi-gros*,
sous la forme d'une conserve qu'il fait préparer avec
les feuilles fraîches, et dont il augmente la dose
jusqu'à *un gros*, en faisant en même-temps pratiquer
des frictions avec l'*essence* et l'*huile* de la plante sur
les parties affectées. Il a remarqué que les personnes
mêmes qui avaient les poumons très-faibles n'ont à
cet égard ressenti aucun inconvénient : son action
cependant sur l'utérus doit être bien marquée, puisqu'on sait que des femmes criminelles, qui, s'étant
exposées à devenir mères, ne veulent pas en remplir
les fonctions, cherchent, au moyen de ce médicament, à déterminer l'avortement. On conçoit qu'on
a besoin de recherches ultérieures pour avoir des
connaissances précises sur l'action de ce médicament.
On peut y avoir recours dans le cas que j'ai indiqué, lorsque la constitution particulière de la malade
ne l'a pas rendue sujette à d'autres hémorragies.

§. LXXXIV. Ces médicamens conviennent sur-
tout dans la deuxième variété, que j'ai distinguée

par défaut d'action de l'utérus, et qui cause le retard du flux menstruel. Si , comme il n'arrive que trop souvent, ces médicamens successivement employés étaient infructueux , il faudrait recommander un changement d'état, et engager la jeune personne dans les liens du mariage. Ce moyen est particulièrement convenable dans cette variété, où il a été constamment employé avec le plus grand succès. On ne pourrait guère le recommander dans la variété précédente, où l'ame, profondément affectée, fuit non-seulement une pareille union , mais aussi la présence de toutes les personnes, excepté celle de l'objet aimé.

Il nuirait également dans quelques cas de la variété suivante , où l'excitation trop vive des organes sexuels en enraie les fonctions. C'est ici que conviennent, avec le traitement général, les médicamens que l'on a appelés *réfrigérans*, parmi lesquels la température froide des boissons tient le premier rang. C'est ici qu'il serait convenable , si la constitution individuelle du sujet pouvait les supporter, d'employer les *bains frais ;* et c'est probablement chez des personnes de cette espèce que l'usage des *bains froids* dans la *chlorose* a été suivi des succès que quelques praticiens ont obtenus. Il est évident que les médicamens de la classe des *excitans ,* ainsi que toute autre cause qui agit dans le même sens, doivent être soigneusement évités. C'est dans cette variété que l'exercice, qui est toujours utile, ne doit pas être pris à cheval.

§. LXXXV. Quant aux variétés dépendantes des deux premières causes générales que j'ai énumérées, il suffit de les nommer pour faire voir qu'il ne faut rien ajouter au traitement général, mais qu'il suffit d'insister particulièrement sur les premiers moyens que j'ai indiqués, comme agissant principalement sur le systême cutané et l'appareil locomoteur.

A l'égard des causes qui agissent sur le canal digestif, qui tendent à produire la *dyspepsie* par embarras gastrique, et qui entraînent la *chlorose* à leur suite, on doit faire précéder le traitement général par des *vomitifs*. Certainement l'éloge que des praticiens ont fait de ces médicamens comme *curatifs* de la *chlorose* ont dû leur succès à leur usage dans cette variété. On doit faire succéder à ces moyens, lorsque l'embarras gastrique est presque dissipé, de *légers toniques* amis de l'estomac et des intestins, en changeant totalement le genre de nourriture qui a été la source du mal ; on aura ensuite recours aux moyens recommandés dans le traitement général.

Ai-je besoin de dire que, dans les cas où les vers paraissent avoir déterminé cette affection, il faut avoir d'abord recours aux médicamens qui les détruisent et les expulsent, et en continuer l'usage conjointement avec le traitement général ?

§. LXXXVI. Si la *chlorose* a lieu chez une personne qui a déjà été sujette à l'écoulement menstruel, on pourra, dans cette variété, employer avec un avantage beaucoup plus marqué tous les moyens extérieurs qui, déterminant un afflux vers les parties sexuelles, rappellent le sang dans les couloirs qu'il a abandonnés. C'est dans cette variété que l'on insiste principalement sur tous les moyens extérieurs qui peuvent déterminer une congestion utérine, tels que des *pédiluves*, des bains de vapeurs appliqués au siége, et où je crois que l'on peut dans plusieurs cas employer sans danger les sangsues à la vulve, mais qui, dans toute autre variété, me paraîtraient dangereuses ; elles sont évidemment préférables à une saignée générale faite aux pieds, qui me paraît devoir toujours être proscrite, à cause de la débilité générale.

§. LXXXVII. La *chlorose* peut avoir lieu après l'apparition de l'écoulement menstruel, sans qu'il soit constamment supprimé ; la suppression, au contraire, peut alterner avec un flux excessif. C'est dans ce cas-là que le *fer* paraîtrait devoir être proscrit, d'après l'opinion générale que l'on se forme de son action. Il n'en est rien cependant ; et d'après des observations que m'ont communiquées deux médecins de mes amis, les Docteurs *Edwarts* et *Orfila*, il produit en pareil cas un effet très-salutaire. C'est que cet alternatif de suppression et de flux excessif tient à une trop grande sensibilité de l'utérus, jointe à un état de débilité, et que le *fer*, ainsi que je l'ai observé en parlant de l'estomac, peut agir comme sédatif.

§. LXXXVIII. Quant à la *chlorose* dont peuvent être atteintes les femmes enceintes, elle disparaît

avec la cause qui l'a produite; mais je ne crois pas
que l'on doive pousser l'expectation jusqu'à l'époque
de la délivrance : l'on peut, dans cet intervalle, employer avec succès les moyens généraux que j'ai
recommandés.

Ces moyens sont les seuls que l'on doive mettre
en usage contre la *chlorose* chez les hommes, quel
que soit leur âge. Le succès qu'en a obtenu le célèbre
Professeur *Hallé* en est une preuve convaincante.

ARTICLE III.

De la Nymphomanie.

§. LXXXIX. La nymphomanie, ou fureur utérine, est, chez la femme, une affection pathologique
de la même nature que le satyriase chez l'homme :
elle consiste chez elle, comme chez lui, dans un désir
violent ou appétit démesuré des plaisirs de Vénus.

Cette affection peut exister chez toutes les personnes du sexe en général, et attaquer dans toutes
les périodes de la vie, depuis la puberté jusqu'à la
décrépitude. Cependant elle affecte de préférence
certains tempéramens. On l'observe chez les sujets
doués d'un tempérament pléthorique et sanguin,
chez ceux dont la sensibilité utérine est extrême, et
chez ceux que domine une imagination vive et très-
ardente, plus souvent que chez les personnes d'un
tempérament sec, d'une imagination froide, et dont
le système utérin n'a que peu de sensibilité.

§. XC. Nous avons dit que la nymphomanie

attaque dans toutes les époques de la vie ; cependant l'âge de puberté est celui qui offre le plus souvent la fureur utérine. Ensuite viennent lés femmes mariées dont les désirs effrénés ne peuvent être satisfaits par des époux peu favorisés de la nature ; les jeunes veuves d'un tempérament utérin exquis, privées tout-à-coup des plaisirs de Vénus par la mort prématurée de leur époux ; les filles publiques ou libertines, séquestrées de la société, et qui, par-là, doivent observer une continence forcée et involontaire des jouissances vénériennes ; enfin, chez les filles qui, ayant eu des liaisons amoureuses secrètes, éprouvent des obstacles à continuer de fréquenter l'objet du feu qui les dévore.

La nymphomanie peut encore attaquer les jeunes demoiselles dont l'education a été peu soignée, celles qui se livrent à des lectures érotiques, qui aiment à contempler les peintures ou tableaux qui portent à la volupté ; celles qui courent aux bals, aux spectacles, qui fréquentent des sociétés où l'on commet des actions et où l'on tient des discours indécens sans ménagement ; celles qui font un usage condamnable de l'onanisme, qui sont atteintes d'affections prurigineuses aux parties sexuelles. Enfin plusieurs autres causes, et dont le nombre est presque incalculable, peuvent disposer à la nymphomanie ou l'exciter. Parmi elles on compte encore l'abus des liqueurs alcoholiques, dés aromates, la bonne chère, l'usage d'alimens échauffans, excitans, etc. ; et la plus forte encore sont les liaisons dangereuses que contractent parfois les jeunes demoiselles.

§. XCI. Le développement et les progrès de la nymphomanie étant susceptibles de varier chez les individus de toute constitution et de tout âge, nous décrirons seulement les symptômes qui dénotent le début et les progrès ultérieurs de cette affection chez les filles; ils sont cependant à-peu-près les mêmes chez les femmes. A l'exemple de la plupart des Auteurs, nous diviserons la maladie en diverses périodes ou degrés.

Premier degré. L'imagination de la jeune personne affectée est profondément occupée de l'objet qu'elle désire éperduement: la malade recherche des objets qui inspirent la volupté, elle les contemple avec délices; elle devient triste, sombre, inquiète, taciturne; elle recherche la solitude pour donner une libre explosion ou un plein développement à ses soupirs et à ses pensées obscènes; elle est sans cesse accablée d'un combat qui se livre en elle entre l'impulsion des désirs voluptueux et les sentimens de la pudeur. Ces derniers sont presque toujours trop faibles, et les premiers demeurent le plus ordinairement les vainqueurs du combat; « si elle vient à céder au pen- » chant brutal qui la transporte, l'attouchement se » fait sans témoin, et elle ne tarde pas à se reprocher » d'avoir obéi à cette honteuse passion, dans les » intervalles où la raison reprend son empire » (M. *Gardien*). Se trouve-t-elle dans une assemblée, elle y est sombre, pensive, distraite, taciturne; elle réfléchit constamment; elle ne prend aucune part, ni ne prête l'oreille à aucun discours; ce qui amuse les autres personnes la désole, tant son esprit est préoccupé de l'objet dont elle nourrit le feu. Mais cet objet dont elle est tant éprise vient-il à se présenter, les choses prennent un tout autre aspect : elle rougit, tout son corps se ranime subitement, l'œil reste fixe et brille, son cœur bat, la respiration se précipite, la langue et la voix deviennent tremblantes, celle-ci devient faible, entrecoupée, et finit parfois par s'éteindre (..... *vox faucibus hæsit*) à cause de l'émotion subite et imprévue produite par la présence de son objet chéri. La scène change également, ou donne lieu aux mêmes phénomènes, quand cet objet devient le sujet de la conversation.

Deuxième degré. La malade éprouve une exaltation marquée dans son imagination ; une passion violente s'empare d'elle ; son esprit est obsédé des objets les plus lascifs et les plus obscènes ; elle s'abandonne totalement à ses penchans érotiques, elle met en oubli tout ce qui peut inspirer les règles de la pudeur et de la bienséance ; les yeux sont agaçans ; les gestes, les propos sont les plus indécens ; quiconque se présente à elle devient un objet sur lequel elle veut éteindre ses feux ; elle le sollicite, fait des instances, se jette dans ses bras, tâche d'exécuter sur lui des manœuvres illicites, lui propose l'union des sexes ; si l'homme refuse de satisfaire à ses sollicitations, s'il s'y oppose, elle menace, s'emporte et lance une ondée d'injures ; enfin il n'est plus rien qui puisse la contenir dans les bornes de la pudeur : elle prend des attitudes indécentes et voluptueuses,

profère des discours les plus sales; le prurit considérable qu'elle éprouve aux parties sexuelles la force
d'y porter la main et à y exciter des pollutions
abondantes.

Troisième degré. Dans ce degré la maladie a fait
des progrès jusqu'à l'aliénation d'esprit ou une manie
complète et furieuse. La malade frappe, heurte, dé-
chire tout ce qu'elle voit, tout ce qu'elle trouve,
tout ce qui résiste ; elle se jette de tous côtés; le
délire est extrême, l'irritation est au plus haut degré; une matière visqueuse, âcre et même corrosive
s'écoule du vagin en abondance. Enfin, les symptômes funestes, tels que la consomption et le marasme, avant-coureur de la mort, ne tardent pas à
se déclarer.

§. XCII. Voilà l'ensemble des signes diagnostics
auxquels on peut reconnaître la mélancolie amoureuse, quand elle n'est pas trop ancienne. Mais, lorsque la maladie est invétérée, il n'est plus aussi facile
de la distinguer d'autres affections pathologiques, ni
d'en démêler la cause. Cependant, lorsqu'on peut
parvenir à reconnaître les habitudes qu'a contractées
la jeune demoiselle malade, on pourra facilement
s'assurer du vrai caractère de l'affection. Pour y
arriver, le médecin doit faire des recherches scru-
puleuses afin de découvrir la passion dominante,
et d'être à même d'attaquer la maladie par une
indication ou un traitement analogue à la cause
connue. L'on sait que ce fut ainsi qu'*Hippocrate*
parvint à découvrir la passion de Perdiccas pour

Phila*; *Erâsistrate*, celle d'Antiochus pour sa belle-mère Stratonice, et *Galien*, celle d'une dame romaine, nommée Justa, pour le danseur Pylade.

§. XCIII. Il est donc évident, d'après ce que nous venons d'exposer, que le traitement ou les indications doivent varier selon le degré et la cause de la maladie. Or, quand on est appelé au début de l'affection, c'est-à-dire, lorsque la jeune personne commence à être en proie à la fureur utérine, le premier conseil à lui donner, c'est d'abandonner aussi-tôt les manœuvres indécentes qu'elle se permet d'exercer sur les organes sexuels; ensuite elle évitera les entretiens des personnes de l'autre sexe, et tous les objets qui peuvent porter à la volupté, tels que les images obscènes, les spectacles, les bals, les cercles, la lecture de livres lascifs, etc.; elle fera des exercices corporels multipliés et variés; on la dissipera par des jeux amusans, des conversations agréables, la fréquentation de personnes honnêtes de son sexe; on lui fera prendre journellement des bains tièdes assez prolongés; elle respirera un air frais et libre à la campagne; elle fera usage d'un régime végétal; enfin, si un amour violent contrarié est la cause exclusive de la nymphomanie, le mariage est l'unique moyen de guérison, si des obstacles invincibles ne s'y opposent, car ..... *Nullis amor est medicabilis herbis.* Ovid. Apol. Loq.

Dans le deuxième degré, la malade est-elle douée d'une constitution robuste ou d'un tempérament sanguin, on conseille ordinairement les saignées générales ou locales. Ensuite on cherche à émousser l'irritation toujours existante des parties sexuelles, qui force la malade à y porter continuellement la main et à y exercer des attouchemens criminels. Pour y parvenir, on applique sur ces parties des compresses trempées dans des décoctions de substances émollientes et narcotiques, telles que celles de têtes de pavot, de morelle, de ciguë, de laitue, de pourpier ; on pratique des injections avec les mêmes décoctions dans le vagin ; la malade prendra des bains tièdes, plusieurs fois par jour, où elle restera pendant quelques heures ; elle fera usage d'alimens végétaux, et d'un exercice corporel modéré en plein air. On lui administrera le nitrate de potasse, le camphre, le nénuphar (*nymphæa alba*, L.) ; elle usera enfin de boissons rafraîchissantes. Et, outre les remèdes hygiéniques, tels que l'éloignement de tout ce qui peut tendre à exciter les organes sexuels, comme la société des hommes et tous les objets lubriques, etc., on fera encore coucher la malade sur un lit frais de crin ou de paille ; elle sera légèrement couverte, suivant la saison. Au reste, dans les intervalles lucides ou de calme, on lui inspirera des sentimens de pudeur et de décence ; on lui fera sentir l'abîme où elle se précipite, et le déshonneur qu'elle imprime à sa famille. Une surveillance active est nécessaire pour prévenir tout excès auquel elle peut se livrer, et l'empêcher de commettre sur elle des actions illicites.

Arrivée au troisième degré, la manie amoureuse

est au-dessus des ressources de l'art. Cependant la malade fera usage des toniques de toutes espèces, quand les effets de la maladie ont produit une débilité extrême. Au reste, on dirigera le traitement ultérieur selon les circonstances concomitantes.

ARTICLE IV.

De l'Hystérie.

§. XCIV. L'hystérie est une affection qui attaque le sexe féminin à toute époque de la vie ; et, si l'on s'en rapporte à l'autorité d'*Hoffman* et de quelques autres Auteurs non moins célèbres, elle peut aussi affecter le sexe masculin.

L'hystérie a été décrite sous différentes dénominations. Il est des Auteurs qui lui ont donné le nom de *vapeurs*, et c'est parmi les femmes qu'elle porte ce nom. D'autres l'ont décrite sous celui de *spasme* ou de *suffocation de matrice*, parce que la difficulté de respirer est le plus souvent le symptôme prédominant. Les Grecs l'ont connue sous la dénomination d'*affection hystérique* ou affection de la matrice, parce qu'ils en assignaient l'origine ou le siége dans l'utérus.

§. XCV. Cette maladie a beaucoup d'affinité avec l'affection hypocondriaque, et le célèbre *Cullen* observe et convient qu'il est difficile de distinguer toujours l'hystérie d'avec la dyspepsie et l'hypochondrie. Ces diverses affections peuvent se trouver réunies, de manière qu'il est quelquefois très-difficile de savoir quelle est la maladie primitive ou essentielle.

§. XCVI. L'hystérie, sous le rapport de ses causes, a été de tous temps le sujet de discussions sévères. Il est inutile de rapporter ici tout ce que l'on en a dit. Les modernes ont assez senti le ridicule et l'absurdité de l'opinion des anciens, qui l'attribuaient à une prétendue fureur de la matrice. Mais en rejetant cette opinion, les modernes ont aussi allégué des opinions diverses. Ainsi, les uns prétendent que l'hystérie est une affection pathologique propre de la matrice; les autres, qu'elle tient à un état particulier du système nerveux général.

Or, on remarque encore une diversité dans les opinions des modernes sur la véritable source de l'hystérie. Cependant il semble qu'il n'est aucune difficulté de saisir la vraie origine de l'affection. Les Auteurs qui ont prétendu que l'hystérie est une affection propre de l'organe utérin, n'ont certainement pas considéré qu'elle peut aussi se trouver chez l'homme, où cet organe ne se rencontre pas; donc cette opinion paraît erronée, et on a tout lieu de croire, avec *Tissot*, qu'elle tient le plus souvent à un état du système nerveux général.

§. XCVII. Passons aux causes de la maladie : elles sont ou prédisposantes ou occasionnelles. Un état individuel particulier chez les personnes du sexe peut spécialement prédisposer à l'affection hystérique. Ainsi, on observe que celles douées d'une constitution irritable, sanguine et pléthorique; celles qui ont le malheur d'avoir une grande susceptibilité physique ou morale, en sont le plus souvent attaquées. Il est aussi d'autres causes prédisposantes de l'hystérie. On les rencontre chez les filles dont la vie est oisive, sédentaire, inactive, luxurieuse, voluptueuse ; chez celles qui éprouvent fréquemment des émotions vives de l'ame, qui commettent des abus dans les jouissances de Vénus, qui font un usage fréquent et assidu de la lecture de livres obscènes, érotiques ; qui fréquentent des sociétés d'où la décence est bannie, qui se repaissent la vue d'images ou d'objets qui excitent ou qui tendent à exciter l'action des organes sexuels, qui font un usage excessif de l'onanisme ; enfin , chez celles qui sont subitement privées des jouissances vénériennes auxquelles elles étaient habituées, telles que les jeunes veuves, et sur-tout celles qui ont un penchant naturel à la volupté, et les filles lubriques que l'on vient de renfermer. Au reste, il est encore quelques causes que l'on peut considérer comme prédisposantes de l'hystérie. Ce sont la rétention, la diminution, la suppression du flux menstruel, la ménorragie séreuse ou leucorrée, les lochies et toute autre évacuation immodérée , sur-tout les grandes pertes de sang.

Les causes déterminantes ou qui occasionnent l'accès hystérique, ne sont pas faciles à énumérer, puisqu'on le voit frapper la fille sage, comme celle qui mène une vie déréglée; la femme que son époux contente, comme la veuve qui vient de perdre ses jouissances conjugales et qui garde la continence, etc.

Cependant nous croyons que l'on peut regarder comme causes occasionnelles de cette maladie, toutes les passions vives de l'ame, telles que la frayeur, le saisissement, la colère, la joie, une contrariété, la tristesse, l'ennui, un amour malheureux, la vue de certains objets qui inspirent de l'horreur, ou qui sont désagréables, dégoûtans, l'impression de certaines odeurs, etc.

§. XCVIII. On peut rencontrer des variétés innombrables dans l'accès hystérique, sous le rapport d'autres affections qu'il est susceptible de simuler. C'est ainsi que l'hystérie peut être accompagnée de symptômes divers qui simulent l'hypochondrie, la mélancolie, l'épilepsie, l'apoplexie, etc., affections avec lesquelles elle a souvent été confondue. *Cullen* convient sur-tout qu'elle peut avoir quelques symptômes communs avec l'hypochondrie, tels que des affections spasmodiques ; mais elles ne sont pas aussi fréquentes dans celle-ci que dans l'hystérie. « Les » personnes sujettes à l'hystéricisme, dit-il, sont » quelquefois en même-temps affectées de dyspepsie, » mais souvent elles en sont entièrement exemptes ; » ce qui, je crois, n'arrive jamais à celles qui sont » attaquées d'hypochondrie. » (Voyez ses *Elém. de Méd. prat.*)

L'hystérie et l'hypocondrie se distinguent encore par la nature du tempérament qu'elles attaquent de préférence, et par l'époque où elles se déclarent communément. La vraie hystérie affecte le plus spécialement le tempérament sanguin et pléthorique, tandis que l'hypochondrie s'observe, au contraire, le plus souvent chez les personnes d'un tempérament mélancolique. On remarque généralement que l'hystérie, par rapport à l'âge, est plus commune depuis quinze ans jusqu'à vingt-cinq que passé ce temps, tandis que l'hypochondrie se rencontre le plus souvent à un âge avancé. D'ailleurs, le sentiment du roulement d'une boule, dans l'accès hystérique, qui part de quelque point du bas-ventre et se porte par l'estomac à la gorge, où elle occasionne une sorte de suffocation ou strangulation, ne semble pas avoir lieu chez les hypochondriaques, et peut en conséquence être considérée comme un symptôme distinctif de ces deux affections.

§. XCIX. L'hystérie n'observe pas une marche constante et uniforme dans son attaque ; elle varie aussi et pour le nombre des symptômes qu'elle offre, et pour leur intensité. Tantôt elle frappe à l'improviste, tantôt elle est annoncée par quelques symptômes précurseurs, tels que des bâillemens, des pandiculations, des vertiges, des sifflemens d'oreilles, des étourdissemens, des frayeurs, une pâleur et une rougeur alternatives de la face ; quelquefois les malades rient, chantent, crient ou pleurent sans raison ; leur urine est claire et limpide. A l'égard des symptômes généraux de la maladie, remarquons qu'il est très-difficile d'en donner une exposition exacte, parce que les accès varient extrêmement chez les différens individus, selon diverses circonstances. Cependant, nous tâcherons de passer en revue la succession des symptômes qui indiquent les différens degrés de l'hystérie.

§. C. On a divisé cette maladie en trois degrés pour mieux diriger le traitement : chacun d'eux offre des symptômes ou phénomènes particuliers.

Premier degré. L'invasion de l'accès est annoncée par une douleur et un sentiment de plénitude qui ont leur siége dans quelque point du côté gauche de l'abdomen ; vient ensuite une sensation de roulement d'une boule, qui semble partir du lieu indiqué, faire quelques tours ou ondulations dans la capacité abdominale, et se porter dans le ventricule, d'où elle se porte sur la gorge, pour y produire une espèce d'étranglement plus ou moins violent. Il n'est pas facile de constater de quelle partie cette boule s'élève. Il est des Auteurs qui prétendent qu'elle part de la matrice ; d'autres, qu'elle vient de quelque point du canal intestinal. Mais il importe peu de savoir positivement son origine ; les phénomènes sont toujours les mêmes. Dans son trajet dans l'épigastre, elle produit un certain degré de chaleur, ou le sentiment d'un froid glacial. Le ventre est dur, tendu, gonflé, météorisé ; le nombril est rétracté ; une constriction forte du sphincter de l'anus s'y joint fréquemment ; les extrémités sont frappées de froid ; la malade est oppressée, son visage est pâle, mais le plus souvent rouge.

Deuxième degré. Les paroxysmes hystériques sont plus intenses ; le cou et la face se gonflent ; la difficulté de la respiration est extrême ; le pouls est

presque imperceptible ; la malade est parfois frappée
de syncopes ; d'autres fois elle a des mouvemens
convulsifs variés, pendant lesquels elle se frappe la
poitrine ; ces convulsions partielles diminuent ou se
modèrent, d'autres fois elles se renouvellent ; et
quand elles ont totalement cessé, la malade se trouve
dans un état de stupeur et de sommeil apparent ;
ensuite elle recouvre graduellement ses sens et facultés, et laisse, par intervalles, échapper des soupirs
réitérés.

Troisième degré. Les accès hystériques sont por-
tés au plus haut point ; les fonctions de la circulation
et de la respiration sont presque totalement éteintes,
et par conséquent la chaleur animale ; la malade
est frappée d'une pâleur générale ; l'insensibilité et
l'immobilité sont absolues, de sorte que la durée
plus ou moins prolongée du paroxysme pourrait
faire croire à une mort réelle, qui cependant n'est
qu'apparente. Toutefois il n'est pas extrêmement
rare de voir succéder une mort absolue à des accès
hystériques du dernier degré.

§. CI. Les paroxysmes de l'hystérie reparaissent
à des intervalles plus ou moins longs, mais ils n'observent pas de régularité. Pendant les intermittences,
les malades sont tourmentées de névroses variées,
comme de différens mouvemens involontaires, tels
que le rire, le chant, les pleurs, le saut, la danse,
la course, le babil, précurseurs ordinaires ou communs d'une nouvelle attaque ; leur imagination prend
de l'accroissement et devient déréglée ; elles sont

quelquefois atteintes de délire plus ou moins violent. Viennent ensuite divers désordres ou affections
pathologiques dans les différens systêmes de l'organisme. Les malades éprouvent diverses névroses de
la digestion, telles que des nausées, des vomissemens, le spasme du larynx et de l'œsophage, la
cardialgie, la gastrodynie, la pyrosis, le pica, l'é-
ructation, la dyspepsie, etc. Enfin, remarquons
qu'une infinité de symptômes d'autres affections
morbifiques, peut se manifester dans les intervalles des paroxysmes, comme pendant la durée de
ceux-ci.

L'hystérie n'est pas aussi dangereuse qu'on pourrait bien le croire à la vue de chaque paroxysme :
elle est rarement mortelle ; cependant on a vu y
succéder la mort.

§. CII. Après avoir donné, le mieux possible, une
description générale de l'hystéricisme, nous passe-
rons au traitement. Il est de deux espèces, savoir :
1.° combattre le paroxysme ou accès hystérique ;
2.° prévenir son retour.

Quant à la première espèce de traitement, il faut
la diriger d'après le degré de l'affection, puisqu'une
seule indication ne convient pas pour les trois degrés
de l'hystérie. Pour combattre les paroxysmes des
premier et deuxième degrés, il suffit souvent d'employer un lavement d'*assa-fœtida*, ou une fomen-
tation avec du vinaigre appliquée sur l'épigastre,
pour les faire avorter. On se contente de cette
simple indication, parce qu'on observe que les accès

de ces degrés se terminent presque toujours spon-
tanément. S'agit-il de combattre un accès du troisième degré, il faut nécessairement que la médecine
soit plus active. On aura donc recours aux stimulans les plus efficaces, sur-tout s'il se présente des
signes de mort apparente. On irritera la membrane
gastro-pulmonaire avec les odeurs les plus fortes,
telles que l'acide acétique concentré (vinaigre radi-
cal), l'ammoniaque (alcali volatil), que l'on porte
sous les narines. On administre à l'intérieur, par
cuillerées, quelque potion antispasmodique, telle
que celle faite avec l'éther sulfurique, l'éther nitri-
que, ou l'éther sulfurique alcoholisé (liqueur ano-
dine d'Hoffman) que l'on mêle avec quelque eau
aromatique, telle que celle de menthe, de fleurs d'o-
ranger, de pivoine, de canelle, de tilleul, de mé-
lisse : on associe communément un demi-gros à un
gros d'éther à trois à cinq onces d'eau aromatique.
La teinture d'*assa-fœtida*, à la dose de quinze à
vingt gouttes dans trois à quatre onces d'eau aromatique, est aussi un remède très-efficace. Enfin, on
administre des lavemens irritans de toutes espèces,
sur-tout avec l'*assa-fœtida*, à la dose d'un demi-gros
à un gros dans quelque véhicule aqueux aromatique :
si on se sert de sa teinture, on en prend depuis cin-
quante jusqu'à soixante gouttes. Mais le rectum est-il
dans un état de constriction, on a recours aux injections narcotiques dans le vagin avec l'opium ou ses
préparations liquides, étendues dans quelques onces
d'une eau aromatique. Dans ce cas, on emploie

aussi les fomentations sur le ventre, les bains d'eau tièdes ou de vapeurs, etc. L'on a encore recommandé des injections stimulantes ou excitantes dans le vagin, afin de provoquer l'action de la membrane génito-urinaire. L'union du sexe pourrait également être tentée pour parvenir au même but. Je connais une femme qui fut délivrée d'un accès considérable d'hystérie par les caresses de son époux : celui-ci a depuis encore tenté ce moyen avec succès, de sorte que dorénavant il est le médecin exclusif de son épouse, qui est très-sujette à cette maladie. Enfin, *Hippocrate* recommande le mariage aux filles vierges hystériques ; ce moyen est le plus souvent d'une necessité absolue, quand l'hystérie dépend d'une continence sévère.

La seconde espèce de traitement de l'hystéricisme consiste, comme nous l'avons dit, à prévenir le retour du paroxysme. Ici il est permis de dire, comme de plusieurs autres affections, que, si l'on était constamment en état de connaître les causes de la maladie, on n'administrerait pas, comme l'on fait trop souvent, une foule de remèdes sur la foi du hasard. C'est pourquoi la recherche de la cause de l'hystérie est une des premières indications pour diriger le traitement.

Or, l'hystérie tient-elle à une continence sévère, comme il vient d'être dit, le remède le mieux adapté se présente tout naturellement : c'est l'union des sexes. Ce remède convient également aux personnes douées d'un fort tempérament. *Paré*

recommande , entr'autres moyens , les frictions ,
. l'application des ventouses, les fumigations, les injections dans le vagin , etc.

La maladie est-elle due à des anomalies de la
menstruation, telles que sa rétention, sa diminution,
sa suppression, on aura recours aux moyens capables de rétablir le cours des règles. Dépend-elle
d'une leucorrée supprimée, on emploiera les remèdes
indiqués contre cette affection.

L'hystéricisme qui doit sa cause à une pléthore
sera combattu par les moyens propres à diminuer
celle-ci. Les moyens que l'on emploie communément pour parvenir à ce but, sont les saignées générales ou locales, un régime rafraîchissant et relâchant, tel que l'usage du petit-lait nitré, ou d'autres
boissons délayantes légèrement acidulées. La malade ,
sera modérée dans les jouissances vénériennes ; on
lui recommande aussi l'usage des bains tièdes.

L'affection hystérique est-elle la suite d'un état
particulier de faiblesse ou de délicatesse, la malade
est-elle sensible ou très-facile à émouvoir, on doit
avoir recours aux toniques joints aux antispasmodiques. Pour remplir cette indication, on prescrira
les préparations ferrugineuses, les amers de toutes
espèces, tels que le quinquina, la gentiane , la camomille romaine, la petite centaurée, etc., puis
l'opium ou ses préparations, et les bains froids, auxquels on habitue graduellement la malade. Ses alimens seront restaurans, toniques, doux et légers à
digérer ; elle fera usage d'un vin généreux, et

(92)

évitera les boissons alcoholiques ; elle se dissipera par des exercices corporels variés en plein air, s'amusera de lectures qui inspirent de la gaîté, fréquentera des sociétés amusantes, et sur-tout évitera l'abus du coït. *Ætius* fait un grand cas des moyens hygiéniques, et recommande sur-tout de joindre aux médicamens que l'on prescrit l'usage de l'exercice en plein air, tel que celui à cheval, en voiture ouverte, la navigation et autres promenades, la déclamation, etc.

§. CIII. Nous terminerons ici ce que nous avions à dire relativement au traitement de l'hystérie, en observant qu'il n'est pas toujours possible d'éloigner la cause occasionnelle ou de l'éviter. Par exemple, on ne peut pas toujours empêcher que la malade ne conçoive des idées lascives, ne s'abandonne totalement à son imagination exaltée ; nous n'avons pas constamment des remèdes contre la stérilité, etc., etc.

CHAPITRE III.

Des dérangemens ou lésions des Menstrues.

§. CIV. On a parlé de tous temps des altérations diverses dont la menstruation est susceptible. Les dérangemens de cet écoulement périodique ont toujours été considérés comme le principe ou la source de plusieurs affections pathologiques, et même de la plupart des maladies propres au sexe féminin. C'est ainsi que l'excès, la suppression et l'aberration du flux menstruel, peuvent produire des fièvres de toute espèce, des inflammations diverses, des hémorragies, des névroses, etc. Enfin, il faudrait un traité complet pour décrire toutes les affections morbifiques qui peuvent dépendre ou être les suites des lésions de la menstruation. Nous ne parlerons donc que des affections primitives dont ce flux périodique est susceptible.

ARTICLE PREMIER.

De la Ménorragie, ou du flux immodéré des Menstrues.

§. CV. Je crois que l'on peut admettre sous le nom générique de ménorragie, deux espèces bien distinctes (indépendamment de celles admises par quelques Auteurs), savoir : 1.º la ménorragie considérée sous le rapport de la quantité du sang évacué aux époques ordinaires; 2.º celle considérée sous le rapport des intervalles plus ou moins rapprochés des périodes menstruelles.

La première espèce est celle dans laquelle le sang menstruel est évacué en trop grande quantité. Cette abondance extraordinaire du sang se considère, soit par rapport à la durée trop prolongée de l'écoulement, soit par rapport au flux excessif ou impétueux : cette espèce est toujours, ou du moins le plus souvent, une hémorragie active.

La deuxième espèce est cette affection ménorragique qui a lieu à des époques autres que celles fixées par l'ordre de la nature dans l'état de santé, c'est-à-dire, quand le flux menstruel se déclare plus d'une fois dans le courant d'un mois. C'est ainsi qu'il est des femmes qui sont réglées tous les neuf, onze, quinze jours. Cette espèce doit le plus souvent, et non pas toujours, être portée à la ménorragie passive.

§. CVI. Mais le plus grand nombre des personnes du sexe étant susceptible d'éprouver des inégalités relativement à la période, la durée et la quantité du flux menstruel, on ne peut regarder toutes les irrégularités comme des affections pathologiques. L'écoulement des menstrues ne devient morbifique que lorsqu'il produit des désordres considérables et permanens, qu'une faiblesse évidente en est la suite, et qu'il se déclare à une époque autre que celle que la nature avait déjà limitée pour son apparition. Or, pour constater si c'est une affection maladive, il faut en juger par ce qui arrive

ordinairement chez la même personne dans d'autres périodes menstruelles, et d'après les altérations
qui surviennent dans d'autres fonctions de l'organisme, qui peuvent accompagner ou être les suites
de l'écoulement excessif. Concluons donc avec
Cullen, « qu'on peut regarder comme immodéré
» tout écoulement des règles plus considérable que
» de coutume, précédé de douleur de tête, de ver-
» tige ou de dyspnée, qui a commencé par un accès
» de froid, et qui est accompagné d'une grande
» douleur du dos et des lombes, jointe à un pouls
» fréquent, à la chaleur et à l'altération. » On peut
encore y ajouter, quand le flux est suivi de refroidissement des extrémités, de faiblesse générale, de
pâleur, de syncope, de convulsions, etc.

§. CVII. Ce passage de *Cullen* est applicable aux
femmes de notre climat, parce qu'elles sont le plus
souvent, et même d'ordinaire, réglées sans la
moindre douleur ni altération : leurs règles coulent
communément de trois à quatre jours. D'ailleurs,
pour la quantité, elle varie selon les climats, les
tempéramens, la manière de vivre, et selon une
foule d'autres circonstances qui influent sur la menstruation.

§. CVIII. La ménorragie peut attaquer toute
femme à tout âge indistinctement. On observe aussi
qu'elle n'épargne aucune constitution ni aucun tempérament. Elle peut donc être due à une infinité
de causes diverses et même opposées.

§. CIX. Cette maladie a, comme toute autre

affection pathologique, ses causes prédisposantes et occasionnelles ; mais , comme chaque espèce de ménorragie a ses causes particulières, il semble que nous ne pouvons mieux faire que de les exposer d'après l'ordre des deux espèces, établies plus haut, de l'affection.

Causes prédisposantes de la première espèce (*ménorragie active*). On range parmi les premières de ces causes un tempérament ardent et irascible (car on observe que les personnes du sexe les plus voluptueuses évacuent communément une grande quantité de sang pendant la menstruation, et que les retours de l'écoulement sont plus rapprochés), une constitution robuste, sanguine, irritable. Ensuite, on la rencontre chez les femmes qui mènent une vie inactive, sédentaire, luxurieuse; qui font un abus de l'usage des boissons spiritueuses, des jouissances vénériennes; qui entretiennent un régime trop nourrissant, ou succulent, ou échauffant ; qui se servent habituellement de chaufferettes : qui observent une continence trop austère, soit volontaire, soit forcée. On place encore parmi les causes prédisposantes de cette espèce de ménorragie, une hémorragie habituelle, autre que le flux des règles, supprimée ; l'omission d'une saignée habituelle-périodique ; l'adolescence, un air chaud, l'habitation dans des climats chauds ; enfin, toutes les causes capables d'augmenter le ton du système sanguin en général, et, par conséquent, de produire un état de pléthore, sont aussi celles qui prédisposent à la ménorragie active.

Causes occasionnelles de la première espèce.
Telles sont les plaisirs de Vénus pendant la période
menstruelle ; des exercices corporels violens, tels
que la danse, le saut, pendant cette même époque ;
l'usage des emménagogues ou de tout autre médicament qui agit d'une manière spéciale sur le
système utérin ; des applications irritantes sur les
parties sexuelles ; le cahot causé par le mouvement
d'une voiture, ou tout autre choc ou coup appliqué sur la région utérine ; une attaque d'hystérie ;
quelques affections violentes de l'ame, telles que la
joie, la colère, l'ambition, la jalousie, l'amour ; enfin
tout ce qui tend directement à exciter l'appareil
utérin, comme dans les villes où mille objets de
cette nature se présentent continuellement, peut
être compté parmi les causes qui déterminent la
ménorragie active ou qui y prédisposent.

*Causes prédisposantes de la seconde espèce (mé-
norragie passive).* Parmi celles-ci on place une
constitution délicate, faible, cachectique, un tempérament froid ; l'habitation dans des contrées hu-
mides ou marécageuses ; l'indigence, ou le régime
débilitant et relâchant ; une lactation trop prolongée ;
les évacuations quelconques excessives ; enfin, toutes
les causes qui tendent à débiliter tout l'organisme,
sont autant de causes qui prédisposent à la ménorragie passive.

Causes occasionnelles de cette espèce. Telles sont
presque toutes celles que nous venons de ranger
dans la classe des causes prédisposantes. On peut

7

encore ajouter à celles qui déterminent une ménorragie passive, un usage habituel de boissons aqueuses,
des accouchemens longs et laborieux ou réitérés,
l'onanisme, des injections dans le vagin de liqueurs
relâchantes, telles que l'eau chaude; des maladies de
longue durée , des veilles immodérées, etc. On y
apporte encore quelques passions de l'ame, telles
que le chagrin, l'ennui, la crainte, la frayeur : mais
ces affections morales ne sont-elles pas plus propres
à produire une suppression de la menstruation
qu'une ménorragie?

§. CX. Les deux espèces de ménorragie offrent
une diversité dans la succession de leurs symptômes; nous ferons l'énumération de ceux de chaque
espèce.

Symptômes de la première espèce. Cette espèce
de ménorragie est ordinairement annoncée par
quelques symptômes précurseurs qui dénotent une
augmentation de ton et d'activité du système artériel; tels sont une douleur de tête gravative, des
vertiges, une lassitude ou une sorte de pesanteur
dans les membres, un sentiment de tension et de
gonflement dans les hypocondres, une douleur gravative et compressive aux régions lombaires, un
sentiment de pesanteur et parfois d'ardeur et de
démangeaison dans l'utérus, un pouls fort, dur, fréquent et vif, la face animée, les yeux rouges, étin-
celans, une chaleur générale. Ensuite, et au moment
où le flux va se déclarer, la malade éprouve un
refroidissement aux extrémités et une horripilation

par-tout le corps. A peine le sang a-t-il commencé à couler, que tous ces phénomènes disparaissent, et la malade éprouve un soulagement marqué.

Parmi les symptômes ou phénomènes subséquens ou concomitans de la ménorragie active, on remarque les suivans. Un sang vermeil, épais, rutilant, coule par le vagin en quantité variée ; si l'écoulement sanguin est excessif, ou que sa durée est trop longue, en sorte qu'une grande quantité de sang s'évacue, la face pâlit, le pouls s'affaiblit, la respiration s'altère et devient précipitée au moindre exercice ou mouvement corporel ; si la malade reste quelque temps debout, elle éprouve une douleur au dos ; le soir, les extrémités inférieures sont parfois œdématisées, l'appétit se perd, la faiblesse s'approche du plus haut degré ; enfin, divers accidens qui inspirent plus ou moins de crainte, tels que des syncopes réitérées, des convulsions générales ou partielles, certaines affections des organes acoustiques et visuels, comme le tintement d'oreilles, l'obscurcissement de la vue, etc., une hydropisie quelconque, peuvent en être les suites.

Symptômes de la seconde espèce. La ménorragie passive n'est jamais précédée de symptômes qui dénotent une exaltation des propriétés vitales du système artériel général ou local, à moins qu'elle ne fût la suite de la ménorragie active. Dans tout autre cas, les phénomènes qui se manifestent dénotent un état d'atonie et de faiblesse de tout l'organisme. Or, la face est pâle, le pouls faible,

petit ; la malade est attaquée de syncopes réitérées ;
enfin, tous les symptômes concomitans allégués à
l'espèce précédente se déclarent ordinairement dans
la ménorragie passive.

§. CXI. Occupons-nous maintenant du traitement
de la menstruation excessive.

§. CXII. Pour instituer un bon traitement du
flux immodéré des règles, le médecin doit particulièrement fixer son attention sur l'espèce de ménorragie. Dans tous les cas, il est une indication
générale qui consiste, 1.° à arrêter ou modérer l'é-
coulement abondant des règles; 2.° à prévenir son
retour.

Pour remplir la première indication, on tâche
d'abord d'écarter ou de combattre les causes déterminantes de l'affection; ensuite on recommande
un repos parfait, soit du corps, soit de l'esprit.
Il faut, en général, proscrire tous les mouvemens
violens, l'usage trop fréquent de la parole, et la
posi...n droite. La malade doit se coucher sur le
dos, les cuisses plus élevées que le reste du corps.
On préfèrera un lit de crin ou de paille à un lit
de plumes ou de laine, parce qu'on doit éviter autant que possible la chaleur externe. On évitera
aussi le bruit et la forte lumière. On ôtera ou on
relâchera les vêtemens trop serrés de la malade; on
la transportera au grand air. Elle ne fera usage
que d'alimens frais et faciles à digérer, de boissons
froides et sur-tout rafraîchissantes, telles que la
limonade sulfurique, l'eau alumineuse, le petit-

(101)

lait pur ou nitré, l'eau de riz, de gruau acidulée ou nitrée. Si le ventre est paresseux, on administrera des laxatifs, tels que la pulpe de casse, les tamarins, la manne, la crême de tartre, etc. Si la malade est jeune, d'une constitution sanguine, robuste, on fera précéder les autres moyens par une saignée du bras, que l'on répètera en cas d'urgence. Enfin, tout le régime antiphlogistique fera partie de l'indication.

Tout le traitement que nous venons d'exposer est celui qui est spécialement indiqué dans la ménorragie active. Il est inutile de rappeler que, toutes les fois que cette espèce semble être une évacuation critique de quelque autre maladie, il est du devoir du médecin de respecter cette crise, et de prendre garde de la supprimer ; car une telle imprudence pourrait causer des maux incalculables et même mortels par la suite : il la dirigera donc convenablement selon les circonstances.

§. CXIII. Il est facile de conclure de ce qui vient d'être dit, que la ménorragie passive exige un traitement tout-à-fait différent de celui appliqué à la ménorragie active.

Or, quand on s'est assuré que le flux menstruel dépend d'une inertie du système organique général, les remèdes à y opposer sont les toniques de toute espèce, tels que l'écorce du Pérou, la gentiane, la petite centaurée, la valériane sauvage, la serpentaire de Virginie, la canelle, la rhubarbe, le vin généreux, les préparations ferrugineuses, les alimens roborans, etc. On peut avec avantage associer ces médicamens aux astringens aqueux, tels que l'eau de Rabel, les boissons alumineuses. Les pillules d'*Helvétius* sont aussi très-convenables.

Si le défaut de ton est local, c'est-à-dire, si l'affection ménorragique est exclusivement due au manque d'énergie du systême utérin, on aura recours aux moyens locaux, tels que les injections froides vineuses, vinaigrées, alcoholiques, alumineuses. On tamponnera le vagin et le col de la matrice avec des linges ou de la charpie imbibés de liqueurs astringentes. Si, par ces moyens, on ne parvient pas au but que l'on se propose, on doit recourir aux applications de remèdes stimulans, tels que les vésicatoires, les ventouses sur les régions voisines de l'utérus, sur la partie interne des cuisses : les frictions sèches sur ces parties et sur la région utérine sont aussi très-convenables. Les ventouses appliquées aux mamelles sont recommandées par *Hippocrate*. J'ai obtenu un succès marqué de l'application d'un vésicatoire, bien chargé de cantharides, sur la région pubienne, après en avoir rasé le poil, et l'avoir bien frottée avec du vinaigre commun. On recommande encore l'application de la glace pilée, des compresses trempées dans l'eau glaciale, sur la région de l'utérus et sur les parties sexuelles. J'ai encore obtenu un succès complet de l'immersion subite et imprévue de la malade dans l'eau froide; elle avait seize ans, et les règles coulaient abondamment malgré tous les remèdes administrés.

§. CXIV. On sait que la ménorragie peut être

due à une susceptibilité nerveuse outrée, ou entretenue par elle. Dans ce cas, le choix des moyens à
lui opposer est facile à saisir : il consiste dans l'administration des calmans et des antispasmodiques,
tels que l'opium ou ses préparations. Il est inutile de
faire remarquer que ces moyens doivent être associés aux toniques et aux excitans, quand la constitution individuelle de la malade est atone ou débile
et délicate ; aux relâchans et aux rafraîchissans,
lorsqu'elle est forte et robuste. Si l'organe utérin est
le siége exclusif de la sensibilité ou de l'irritabilité
outrée , on y remédiera par des bains tièdes, des
injections calmantes, telles que celles faites avec la
décoction de têtes de pavot et de racines de guimauve, etc.

§. CXV. Après avoir parlé du traitement de la
ménorragie, et indiqué les différens moyens que
l'on doit ou que l'on peut employer, passons à celui
qui convient pour prévenir le retour du flux immodéré des règles.

§. CXVI. Dans les intervalles de la menstruation,
tous nos soins doivent tendre à changer les rapports des époques menstruelles, et à mitiger son
flux abondant. Pour arriver à ce but, on doit écarter
les causes prédisposantes. Or, la jeune personne,
qui est d'une constitution vigoureuse et sanguine,
observera un régime sobre, très-peu restaurant, consistant en des alimens légers et rafraîchissans ; elle
fera usage d'un exercice corporel modéré, prendra
de temps en temps des bains tièdes, ne prolongera

pas trop son sommeil, et ne s'y livrera pas trop souvent; si elle habite un climat chaud, ou la saison est-elle chaude, elle prendra des boissons rafraîchissantes, acidulées; elle évitera toute passion vive de l'ame, telle que l'amour, la colère, le chagrin, etc.; elle tâchera aussi d'éviter toute cause qui a déjà produit chez elle la maladie; enfin, si c'est une femme mariée, elle fera un usage modéré des jouissances conjugales.

On conçoit aisément que ce traitement prophylactique ne convient aucunement à la femme d'une constitution où une faiblesse relative du système lymphatique prédomine, ou à celle qui est d'une susceptibilité nerveuse exaltée. La femme qui se trouve dans le premier cas fera un exercice corporel modéré dans un plein air sec et pur; elle usera d'alimens restaurans, d'un vin généreux, ou de toute autre boisson légèrement stimulante; elle tâchera de se procurer des affections gaies; si elle prend goût à la lecture, elle choisira celles qui inspirent la gaîté sans indécence; les sociétés qu'elle fréquentera seront choisies; si l'on y joue, le jeu devra y être un amusement innocent et non une spéculation. Si elle est dans le second cas, on conseillera les bains tièdes, l'exercice assez fréquent et considérable dans un air doux et libre; elle s'abstiendra totalement des liqueurs alcoholiques, mais elle usera fréquemment de celles qui sont tant soit peu acidulées; enfin, elle évitera tout ce qui peut donner lieu à une explosion quelconque de sa susceptibilité nerveuse.

ARTICLE II.

De la Dysménorrée.

§. CXVII. On entend par dysménorrée un écoulement difficile des règles , accompagné de douleurs.

Cette menstruation difficile et douloureuse s'observe le plus fréquemment chez les personnes dont la sensibilité générale ou utérine est excessive ou exaltée; chez celles d'un tempérament ardent et bilieux, et chez celles qui sont stériles. On la rencontre rarement chez les femmes d'une constitution sanguine ou lymphatique.

§. CXVIII. Il est difficile de dire positivement quelle est la cause immédiate de la dysménorrée. *Cullen* prétend qu'elle est due en partie à une action trop faible des vaisseaux utérins, et, peut-être même spécialement, au spasme de l'extrémité de ces vaisseaux. Mais quand on prête une attention réfléchie à l'inertie ou action trop faible des vaisseaux de l'utérus que cet Auteur allègue pour cause immédiate de la dysménorrée, ne semble-t-il pas que cet état d'asthénie doit produire plutôt une hémorragie passive et libre qu'une menstruation difficile et douloureuse ?.... On a tout lieu d'admettre cette opinion, parce qu'à l'approche de la période menstruelle, le sang , porté en plus grande quantité que de coutume vers les vaisseaux utérins, trouvant ces canaux sans action, coule sans obstacle dans la cavité utérine, et, si rien ne s'oppose, s'évacue librement par le vagin, et constitue une menstruation facile. Quant à l'état de spasme de l'extrémité des vaisseaux de la matrice, cette cause est plus admissible, et nous croyons même pouvoir dire que cette constriction est la cause *exclusive* de la dysménorrée.

Il est encore d'autres causes qui peuvent contribuer à déterminer l'écoulement difficile et douloureux des règles; telles sont une constriction spasmodique du col et de l'orifice de l'utérus, portée à un certain point; l'occlusion incomplète du canal utérin par des cicatrices ou autres vices, etc.

§. CXIX. Les personnes affectées de dysménorrée offrent des symptômes divers selon les circonstances. D'abord l'écoulement du sang menstruel ne se fait que goutte à goutte; ensuite la malade éprouve des douleurs variées, c'est-à-dire, tantôt obtuses, tantôt aiguës, dans plusieurs parties qui sympathisent plus ou moins directement avec l'utérus, telles que les cuisses, les aînes, les lombes, l'hypogastre, les seins, le dos, etc. Elle éprouve encore des borborygmes, des flatuosités, parfois de l'anxiété, de l'insomnie.

§. CXX. Le traitement de la dysménorrée doit varier d'après la cause connue, ou du moins présumée, de l'affection. Si elle dépend d'une constriction spasmodique des extrémités artérielles utérines, ou du col et de l'orifice de la matrice, la première indication est de prescrire une saignée du bras, selon le tempérament de la malade, ensuite on re-

commande les bains de siége ou entiers d'eau tiède ;
on dirige des fumigations ou des vapeurs de décoctions de plantes émollientes vers le systême utérin. Si la malade éprouve des tranchées, on fomen-
tera l'abdomen avec des compresses imbibées dans
une décoction émolliente et narcotique, telle que
celle faite avec les racines de guimauve, les têtes
de pavot ; on lui prescrit des somnifères à l'intérieur ; dans ce cas, on aura aussi recours aux injections émollientes et calmantes dans le vagin ; enfin
la malade fera usage de boissons tempérantes. S'il
y a une susceptibilité nerveuse excessive, on administrera les narcotiques, tels que l'opium ou ses préparations, qui font alors un très-bon effet. Quand la
dysménorrée doit sa cause à l'occlusion incomplète
ou partielle du canal utérin , c'est au moyen d'une
opération chirurgicale qu'on doit. y remédier.

Article III.

De la Suppression des Règles.

§. CXXI. J'entends, en général, par suppression
des règles, cet état où les règles, ayant été régu-
lièrement établies, se suppriment et ne reparaissent
plus.

La suppression du flux menstruel s'observe le plus
souvent chez les adultes; cependant aucun âge, aucune constitution , aucun tempérament ne sont
exempts de cette affection.

§. CXXII. Les causes qui déterminent la suppression des règles sont, en général, 1.° toutes celles qui produisent un état de constriction ou de spasme des extrémités des vaisseaux du système utérin ; 2.° celles qui agissent en débilitant ce système ou le système sanguin en général. Les premières agissent subitement et pendant le flux des règles ; les dernières produisent leurs effets lentement et hors le temps de l'écoulement menstruel. Ces causes sont très-nombreuses, très-variées, et même opposées.

Des causes qui agissent d'une manière subite ou dans la période menstruelle , les plus ordinaires sont diverses affections vives de l'ame, telles que la colère, la terreur subite, la crainte, un chagrin profond, la fureur, une injure, une contrariété, la perte de son objet chéri, la jalousie, une joie trop vive et subite, et tout ce qui émeut subitement et vivement l'ame, comme un coup de tonnerre, une décharge d'armes à feu ; l'immersion des membres abdominaux ou de tout le corps dans l'eau froide, ou toute autre impression subite du froid, soit parce qu'on n'est pas assez vêtue pour se mettre à l'abri du froid de l'hiver , soit que l'on courre les pieds nus, soit par toute autre circonstance. Puis l'usage de boissons froides à l'époque critique ou quand le corps est échauffé ; l'imprudence que commettent certaines demoiselles de s'injecter dans le canal vaginal ou utérin des décoctions astringentes ; qui font un usage de l'application de linges imbibés de ces liqueurs sur les parties sexuelles, ou qui ont une mauvaise habitude de se laver ces parties trop souvent avec des liquides astringens ; des douleurs excessives, sur-tout celles qui sont subitement et inopinément excitées, des purgatifs drastiques durant cette même époque ; enfin, des violences externes, telles que les chutes, les coups sur la région utérine ou sur d'autres parties qui ont une connexion plus ou moins intime avec le systême utérin, comme sur les mamelles, et mille autres causes peuvent déterminer subitement la suppression du flux menstruel.

Parmi les causes qui agissent lentement ou qui produisent leurs effets hors l'époque menstruelle, et qui sont toutes celles qui tendent à débiliter le systême utérin en particulier ou le système sanguin en général, on compte l'excès ou le défaut de sensibilité utérine, des évacuations trop abondantes, et diverses autres affections pathologiques, comme des maladies de longue durée ; des excès de débauche, sur-tout l'abus des boissons alcoholiques ; les travaux forcés et trop prolongés ; l'excès dans les veilles, dans les plaisirs de Vénus, dans le sommeil, dans l'usage des bains tièdes ; un régime affaiblissant, comme l'usage immodéré de boissons tièdes ; enfin, certaines passions de l'ame, qui tendent, par leur continuation prolongée, à débiliter tout l'organisme en général, telles que la jalousie, la haine, l'inquiétude, le chagrin habituel.

§. CXXIII. Une immensité de symptômes ou d'affections pathologiques peuvent se déclarer ou naître de la suppression du flux menstruel. Le Docteur *Royer-Collard*, dans sa thèse de réception, les a divisés en deux séries, et nous ne pouvons mieux faire que suivre l'énumération qu'il en a faite.

Dans la première série sont rangées les affections de l'utérus et des parties dépendantes du système utérin, ou qui sympathisent avec lui : ce sont les symptômes locaux. Dans la seconde sont comprises les affections morbifiques qui attaquent l'organisme en général.

Première série. La malade éprouve des douleurs et des tiraillemens dans la région des lombes, des tranchées utérines semblables à celles qui surviennent à la suite des couches, ou qui les précèdent, et qui sont plus ou moins intenses ; un sentiment de pesanteur dans l'utérus ou dans la région hypogastrique. Ces symptômes locaux sont ceux que l'on observe le plus ordinairement à la suite de la suppression brusque du flux menstruel. Ensuite, des fleurs blanches, l'inflammation, l'abcès, le squirrhe et le cancer de la matrice, viennent parfois se joindre à l'ensemble de ces phénomènes locaux.

Deuxième série. Dans celle-ci sont compris tous les symptômes généraux ou toutes les affections pathologiques qui attaquent ou qui peuvent affecter les différens systèmes de l'organisme. 1.º Parmi les fièvres sont rangées toutes celles connues sous les noms d'inflammatoires, de bilieuses, de continues, d'intermittentes, tierces, quotidiennes. 2.º Dans les phlegmasies, la frénésie, la péripneumonie, l'hépatite, soit aiguë, soit chronique, l'inflammation de la rate ou l'engorgement de ce viscère, la dyssenterie, des phlegmons, des érysipèles, des affections rhumatismales, goutteuses. 3.º Parmi les hémorragies, des écoulemens sanguins supplémentaires par les pores de la peau ou par divers émonctoires qui se rencontrent dans les différentes parties de l'organisme, tels que le nez, les yeux, les oreilles, etc. 4.º Dans la classe des névroses, l'hypocondrie, la mélancolie, la manie, l'hystérie, l'épilepsie, des convulsions générales ou partielles, la paralysie, le tremblement, des céphalalgies excessives, l'aphonie, les différentes espèces d'asthme, des toux sèches et spasmodiques, des palpitations de cœur violentes, la constriction spasmodique de l'œsophage, des nausées, des vomissemens, perte de l'appétit, le pica, des coliques nerveuses, plusieurs affections des organes de la vision, telles que l'accroissement, la diminution de leur sensibilité, l'amaurose, des visions fantastiques, puis celles des organes acoustiques, telles que le bourdonnement, le tintement, la surdité, la pesanteur de tête, le cauchemar, l'état apoplectique. Enfin, 5.º parmi les maladies cutanées, lymphatiques et organiques, on compte encore des éruptions pustuleuses, dartreuses, croûteuses; des démangeaisons insupportables, des affections scorbutiques, la phthisie pulmonaire, le marasme, le cancer des seins, l'hydropisie du thorax, du bas-ventre; l'anasarque.

§. CXXIV. Tel est l'ensemble des symptômes et affections pathologiques qui peuvent être produits par la suppression des règles.

§. CXXV. Les symptômes locaux se manifestent plus ou moins promptement après que la suppression des menstrues s'est opérée, et ils varient en intensité et dans leur retour, selon que l'utérus est doué d'une sensibilité plus ou moins exaltée. Quant aux affections maladives générales, elles sont susceptibles d'une infinité de variations, par rapport à leur caractère, leur cours et leur terminaison. Ces variations sont dues à un millier de circonstances, telles que l'âge, le tempérament, la constitution, et d'autres qui dépendent plus ou moins de la vie hygiénique.

§. CXXVI. Il est facile d'apercevoir, d'après l'influence qu'exerce la disposition individuelle sur ces affections morbifiques variées, que toutes les personnes du sexe ne sont pas exclusivement sujettes à telle ou telle maladie. Ainsi, une personne qui a la sensibilité nerveuse très-exaltée, sera plutôt atteinte d'affections nerveuses, de maladies cutanées variées et d'écoulemens sanguins supplétifs, et celle d'une constitution pléthorique, robuste, sanguine, sera plutôt assaillie par des maladies ou fièvres inflammatoires, ou de phlegmasies locales ; tandis qu'un individu d'une constitution délicate, faible, sera plutôt attaqué d'engorgemens lymphatiques et d'autres lésions glandulaires, qui seront suivies d'hydropisies générales ou partielles.

§. CXXVII. L'on voit, par tout ce qui précède, que le résultat ou l'événement de la suppression du flux menstruel est sujet à une infinité de variations

qui elles-mêmes sont dues à une foule de circonstances. Or, le prognostic est toujours très-difficile à
établir. Cependant, c'est à la cause déterminante, à
l'ancienneté de la maladie et aux symptômes ou
affections maladives concomitans, que l'on doit fixer
son attention pour asseoir un prognostic.

Si la suppression des règles survient à la suite
d'une prédisposition individuelle, elle offre moins
d'espoir que quand elle est produite par toute autre
cause. Car, dans le premier cas, on observe que
la maladie reste souvent opiniâtre malgré l'emploi
des moyens que l'art peut suggérer, et jette souvent
la malade dans un état de dépérissement complet,
par les diverses affections morbifiques auxquelles
elle peut donner lieu; tandis que, dans le second
cas, la maladie guérit souvent par les remèdes administrés à propos. La nature seule en opère aussi
quelquefois la guérison.

Lorsque la suppression des règles est récente, ou
qu'elle n'a encore donné lieu à aucun résultat, c'est-
à-dire, quand elle n'a pas encore été suivie de
symptômes graves, elle présente moins de difficulté
et guérit plus facilement que lorsqu'elle est ancienne, que la malade a déjà contracté une certaine
habitude (dans ce dernier cas, la maladie est le plus
souvent devenue incurable), et que des symptômes
graves dénotent déjà une affection secondaire : le
prognostic varie alors selon la nature de cette affection
secondaire. Enfin, plus les symptômes ou maladies

subséquens sont formidables, intenses et fréquens, plus le cas est à redouter.

§. CXXVIII. D'après l'exposé que nous avons fait, en suivant l'excellent Essai sur l'aménorrhée du Docteur *Royer-Collard*, des symptômes ou affections morbifiques qui peuvent être les suites de la suppression des règles, on sent que le traitement doit varier selon les diverses circonstances, et qu'il est très-difficile d'en donner une indication générale. Le même Auteur trace les règles de conduite à observer dans le traitement de la maladie. Voici un exposé sommaire de ce qu'il dit :

Le traitement est divisé en préservatif et en curatif. Le premier consiste 1.º à obvier à l'explosion ou au développement des causes prédisposantes, et 2.º à prévenir l'action des causes occasionnelles. Le second est celui qui a pour but d'attaquer d'une manière directe les effets·de ces deux genres de causes.

Pour empêcher le développement ou l'explosion des causes prédisposantes, l'on doit diriger son attention sur le tempérament individuel. Or, le moyen le plus efficace est de diminuer l'influence de ce tempérament s'il paraît vicieux; est-il, au contraire, favorable, il faut le soutenir. Pour remplir l'une et l'autre indication, il est nécessaire de diriger convenablement les règles hygiéniques.

Les causes occasionnelles étant ou pouvant être de nature à agir d'une manière lente ou subite, il est urgent que la jeune personne fasse tout ce qui est en elle, par rapport aux premières, afin d'empêcher qu'elles la maîtrisent. En conséquence, si elle est plongée dans l'indigence, elle doit se résigner à son sort, et le supporter avec courage. Est-elle en proie à une passion amoureuse, elle doit lui opposer la fermeté et le courage d'y résister, afin de l'éteindre ou de l'étouffer dans son principe, sur-tout quand elle prévoit que sa passion ne peut avoir de résultats favorables. Il en sera de même de toute autre passion de l'ame, dont les suites funestes sont prévues par la malade.

Les causes occasionnelles qui attaquent d'une manière subite sont, comme il est dit plus haut, celles qui agissent dans le temps où les règles coulent. Or, la malade tâchera d'éviter soigneusement toute impression du froid et de l'humidité; elle évitera aussi toute affection vive de l'ame, telle que la colère, la frayeur, le chagrin, et tout ce qui est capable d'émouvoir sa sensibilité : sur tout ceci, elle prendra 'a plus grande circonspection durant l'écoulement des règles.

Le traitement que l'on regarde comme curatif de la suppression de la menstruation, doit varier selon les causes prédisposantes, les causes occasionnelles et les symptômes ou affections pathologiques concomitans.

Le flux menstruel est-il subitement arrêté, la première et la plus urgente indication consiste à tâcher de rétablir l'écoulement des règles, puis de calmer les accidens ou symptômes concomitans

violens. Pour cela, si l'affection est due à une influence subite d'un air froid ou de l'humidité froide,
on administrera une légère infusion de quelque sub-
stance antispasmodique, telle que les fleurs de tilleul ;
on emploiera en même-temps les bains chauds, on
appliquera sur la région utérine des fomentations
émollientes. On a encore, dans ce cas, recommandé
l'application de quelques sangsues à la vulve, pour
produire une évacuation sanguine locale : ce moyen
réussit quelquefois. Tous ceux que nous venons
d'indiquer ou de prescrire, et sur-tout les bains
tièdes, sont encore indiqués quand la maladie reconnaît pour cause une affection vive de l'ame. On
tâchera en même-temps de tranquilliser la malade,
et on lui administrera des calmans à l'intérieur.

Dans les cas où il y a pléthore générale, ou seulement disposition à la pléthore, ou enfin, si la
malade est atteinte d'un état de spasme ou d'irritation
universelle, il faut absolument proscrire les emménagogues actifs, tels que la rhue, la sabine. Si l'on
se propose de les administrer dans les cas où ni la
pléthore, ni la disposition, ni l'état de spasme ou
d'irritation ne se trouvent joints à la maladie, il
est encore très-louable, et même nécessaire, de
faire précéder leur administration par des saignées
locales, ou des pédiluves, ou des bains de siége
chauds.

L'électricité a opéré quelquefois le rétablissement
du flux menstruel ; mais les praticiens qui ont fait
emploi de ce moyen actif, ont eu sans doute la

précaution de bien choisir le cas de suppression des menstrues où il peut être mis en usage sans avoir à craindre des inconvéniens ultérieurs. Car on sait très-bien, et tout praticien doit être imbu ou pénétré de cette vérité, qu'il serait très-imprudent d'avoir recours à l'électricité, sans avoir préalablement pris quelques précautions, dans le principe de la suppression menstruelle, chez les filles d'une constitution robuste, pléthorique, sanguine, qui ont une disposition à l'apoplexie ou à l'hémoptisie, ou dont la fibre est dans un état habituel d'érétisme. Or, si l'on veut absolument avoir recours à ce moyen efficace, il faut, dans le premier cas (celui où il y a pléthore), pratiquer quelques saignées et administrer quelques évacuans avant de le mettre en usage ; dans le second (celui où il y a un état d'érétisme), on débutera par les relâchans externes, tels que les bains ou demi-bains, etc. Au reste, l'électricité peut être employée, sans traitement préparatoire, dans les cas de suppression des règles qui ne sont accompagnés ni de pléthore, ni d'érétisme. On l'emploie aussi sans cette précaution, lorsque la maladie semble dépendre de l'inertie ou de quelque autre cause asthénique.

Quant aux symptômes qui surviennent quelquefois au moment où les règles se suppriment, on doit encore fixer son attention sur l'état individuel de la malade. Or, la jeune personne est-elle d'une constitution robuste, pléthorique et sanguine, la saignée du bras est indiquée ; elle sera réitérée selon

les circonstances. Des stimulans actifs externes, tels
que les vésicatoires, seront mis en usage quand la
malade est jetée dans un état de coma ou atteinte de
gène dans la respiration : ces stimulans seront appliqués sur des régions convenables, telles que dans la
nuque, entre les épaules, sur la région thoracique. La
malade est-elle en proie aux maladies nerveuses, on
aura recours aux antispasmodiques, tels que l'odeur
de l'acide acétique, celle de l'ammoniaque portée
sous les narines, l'*assa-fœtida* en lavement ou administré à l'intérieur, les potions calmantes, telles
que celles camphrées, éthérées, opiacées, etc. On
fait encore usage des fomentations sur la région
utérine avec des linges trempés dans une décoction
aromatique, et des bains tièdes. La maladie est-elle
due à une émotion vive de l'ame, il faut tâcher de
consoler et de calmer la malade. Il faut éviter et
éloigner tout ce qui peut l'effrayer, l'émouvoir ou
l'intimider; enfin on ne lui fera éprouver que des
impressions douces.

Si l'on a été assez heureux pour rappeler le flux
menstruel, et combattre les symptômes qui se sont
déclarés, il faut que, pendant les intervalles de
l'écoulement naturel, on persévère à écarter les
causes capables de reproduire la suppression. Or,
la malade est-elle dans un état de débilité extrême
par des affections morbifiques précédentes, ou par
toute autre cause, elle tâchera de se fortifier, de
réparer les pertes qu'elle a essuyées, en faisant usage
d'une nourriture restaurante, de vin généreux, d'un

exercice modéré. Si la maladie est causée par l'abus du coït, la malade devra y renoncer, ou bien, si elle est mariée, elle n'en usera qu'avec beaucoup de réserve : cette continence devra être aidée d'un régime restaurant. La malade est-elle tourmentée par des affections vives de l'ame, il faut lui procurer des distractions de toute espèce. Ainsi, la jeune personne maîtrisée par l'amour , sera unie à celui qui en est l'objet, si toutefois des raisons de moralité ne s'y opposent; alors elle doit prendre son parti et tâcher d'oublier celui à qui elle ne peut appartenir : dans ce cas, les voyages, les promenades, les consolations de l'amitié, enfin, tout ce qui peut tendre à la distraire de sa passion, sont très-nécessaires. Au reste, si la malade a commis souvent des écarts de régime, elle doit rentrer dans les bornes que prescrit l'hygiène.

Les variétés qui se trouvent dans la constitution individuelle et la manière de vivre du sujet, comme causes prédisposantes, exigent aussi une diversité d'indications dans le traitement. Or, si la jeune fille est d'une constitution forte, pléthorique ou sanguine, on recommande les saignées générales ou locales. Cependant, il est bon de faire remarquer qu'avant de recourir aux saignées locales, il est nécessaire et très-convenable de désemplir le système vasculaire par les saignées générales, afin de prévenir l'augmentation de la congestion utérine déjà existante ; ensuite on fait usage de boissons rafraîchissantes et délayantes, des eaux minérales acidulées,

Chez les sujets lymphatiques où la maladie est ancienne, on peut employer les emménagogues, tels que les infusions aromatiques, les préparations ferrugineuses, les purgatifs irritans ou drastiques, la rhue, la sabine, l'ellébore noir. Les toniques en général y sont toujours indiqués.

Les maladies secondaires ou subséquentes de la suppression du flux menstruel disparaissent communément quand ce flux est rétabli. Cependant, le traitement dont elles sont susceptibles doit être dirigé selon la nature de la maladie qui se présente. Ainsi, les phlegmasies seront combattues par les antiphlogistiques en général. On respecte le flux de sang supplémentaire, à moins que la malade ne s'en trouve incommodée. Les antispasmodiques sont indiqués contre les symptômes nerveux. Enfin, on dirige la cure selon le caractère de tout symptôme et selon la nature de toute maladie qui s'offre au praticien.

Le médecin ne doit jamais perdre de vue qu'il ne faut point trop légèrement ajouter foi aux rapports que font les malades dans ces cas. Souvent elles cherchent, par des manœuvres condamnables, à l'induire en erreur, pour provoquer le retour d'un écoulement dont l'absence n'est que l'indice certain qu'elles se sont écartées du sentier de la vertu. C'est sur-tout auprès des jeunes filles, et spécialement quand elles mènent une vie suspecte, qu'il doit se mettre sur ses gardes. On sait que, de tout temps, les filles devenues enceintes sollicitent, pour cacher leur grossesse, des moyens, sous prétexte d'incommodités attribuées au retard ou à la suppression du flux menstruel. Il en est de ces coquettes qui, au déclin de l'âge, lorsque la cessation naturelle des menstrues s'est effectuée, viennent encore demander quelques secours pour rappeler et faire revivre des signes de jeunesse dont elles sont totalement et irrévocablement privées. Enfin, que le médecin soit constamment en garde contre les sollicitations de ces astucieuses criminelles pour qu'il n'en soit pas la dupe ; car, une fois qu'on y a cédé, il n'est plus temps, et les remèdes donnés peuvent produire des maux incalculables. Au reste, nous observerons, en finissant cet article, que, lorsque la malade est une jeune fille ou une veuve, on n'administrera point de remèdes pour guérir la suppression de la menstruation, avant le terme de quatre à cinq mois, époque où l'on peut, sans la moindre difficulté, s'assurer si la maladie dépend d'une grossesse ou non : on contentera la malade avec des remèdes insignifians, jusqu'à ce que l'on se soit convaincu de son état.

ARTICLE IV.

De la déviation ou de l'aberration des Règles.

§. CXXIX. La déviation ou l'aberration de la menstruation est cet écoulement de sang qui se fait par une voie qui n'est pas naturelle, telle que le nez, les yeux, les oreilles, la suture sagittale, les mâchoires, les gencives, les alvéoles dentaires, le palais, les conduits salivaires, les poumons, l'estomac, les voies urinaires, l'ombilic, la surface muqueuse de quelque membrane ou de la peau, des ulcères, des fistules, des plaies, des scarifications, la pulpe des doigts, des orteils, les vaisseaux hémorroïdaux, l'anus, les mamelles, les genoux, les jarrèts, les aînes, le moignon d'un membre amputé, des tumeurs variqueuses, etc.

Cette affection n'arrive jamais qu'à la suite de la rétention ou de la suppression du flux menstruel. Or, il y a lieu de croire que la déviation des règles est une affection supplétive de leur rétention ou de leur suppression : elle reconnaît les mêmes causes.

§. CXXX. Il est difficile d'expliquer comment ces hémorragies supplémentaires s'établissent. Il paraît que la nature est constamment occupée à chercher une route quelconque pour satisfaire à la loi générale qu'elle s'est imposée. Je connais une fille qui, depuis l'âge de puberté, est réglée tous les mois par une ouverture fistuleuse placée sur le côté gauche du sacrum, vers la jonction de cet os avec la dernière vertèbre lombaire ; celte personne n'a jamais été réglée par la voie naturelle : elle a maintenant vingt-six ans.

§. CXXXI. Les symptômes qui se présentent dans la déviation de l'écoulement menstruel, sont la sortie du sang par des émonctoires divers, contre l'ordre naturel, que nous avons indiqués plus haut.

§. CXXXII. Il est facile de reconnaître la véritable nature de l'affection, si l'on considère, 1.º la rétention ou la suppression de l'écoulement périodique, et leurs causes; 2.º la route insolite qui donne passage au sang qui supplée au flux des règles. Cependant, il faut prendre garde de se laisser persuader que l'affection est accidentelle, quand elle est liée à l'état de grossesse; car on a vu que des hémorragies supplémentaires ont eu lieu pendant la· gestation. D'ailleurs, nous avons déjà indiqué quelle précaution il faut prendre pour s'assurer de la véritable nature de la maladie.

§. CXXXIII. L'hémorragie supplémentaire est quelquefois une évacuation qui tend à un but salutaire, par exemple, chez les femmes sanguines et pléthoriques. Il n'en est pas de même de celle qui a lieu chez les personnes lymphatiques, faibles, ou naturellement nerveuses : ces évacuations leur sont toujours nuisibles. Ensuite, le prognostic est plus ou moins fâcheux, selon l'âge, le tempérament, le genre de vie de la malade; selon l'espèce de l'écoulement sanguin, les voies par lesquelles il a son passage, les organes qu'il affecte, etc.

§. CXXXIV. Le traitement consiste exclusivement dans le rétablissement du cours naturel des règles, puisqu'aussitôt qu'il sera établi, toute hémorragie supplétive disparaîtra d'elle-même, ou on pourra la supprimer sans danger et sans avoir à

craindre aucun inconvénient. Quant aux moyens à
employer pour arriver au but, ils sont les mêmes
que ceux que j'ai indiqués aux articles de la rétention et de la suppression des menstrues.

F I N.

TABLE.

CHAPITRE PREMIER.

CHAPITRE II.

CHAPITRE III.

Des dérangemens ou lésions des Menstrues. 93

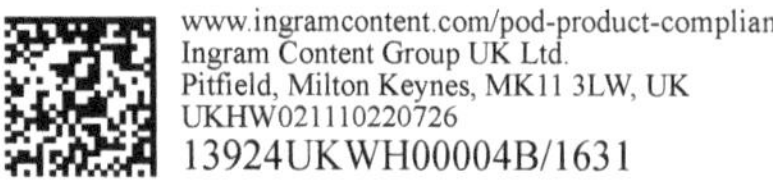